의료기기 가공을 위한 CAM기술

Computer Aided Manufacturing

최해운 · 이영민 공저

계명대학교 출판부

머리말

컴퓨터 수치제어를 이용한 공작기계는 세계 제2차 대전에 처음 개발된 이래, 오늘날 정밀가공기계의 대부분을 차질 할 정도로 눈부신 발전을 이루어 왔다. 특히, 가격경쟁력 확보 및 고품질의 제품생산을 위해서는 기존 수작업에서는 그 해결책을 찾아 볼 수 없고, 대부분 CNC 시스템을 통해서 그 해결책이 제시되고 있다. 최근 의료기기와 관련하여 정밀가공부품에 대한 수요가 꾸준히 증대되고 있으며, 본 분야의 신뢰성과 안정성의 수요를 만족시키기 위해서는 CNC 장비의 구성이 필수 불가결하게 요구되고 있다.

본 교재는 이러한 시대적 추세에 맞추어 대학에서 학생들이 CNC 시스템에 대해서 쉽게 이해함과 동시에 깊이 있는 응용 지식도 함께 함양할 수 있도록 구성하였다. 교재의 구성은 우선 CNC 공작기계의 역사적 배경과 원리 그리고 작동방법에 대한 기초지식을 함양할 수 있도록 하였고, 의용기계 가공을 위해서 공학도들에게 필요한 기초 의학적 지식도 일부 병행 하였다. 또한, 대표적 CNC 기계인 CNC 선반과 CNC 머시닝센터에 대한 이해를 돕기 위해서 구동원리와 더불어 G-code 에 대한 상세설명을 포함하였다.

시스템 콘트롤러에 따라서 그 기능들이 다소 차이가 있지만, 본 교재에 사용된 표준 G-code는 FANUC사의 시스템 콘트롤러를 기준으로 하였고, 일부 타사 제품의 시스템 콘트롤러를 사용하여야 할 경우 특정제품을 명기하였다. 본 교재 출판을 위해서 애쓴 계명대학교 기계자동차공학과 레이저가공실험실 대학원생 및 조교들에게 감사를 드린다.

2011년 12월

Contets 제목차례

제1장 의료기기 개요 15

1-1 의료기기의 정의 및 종류 15

1-2 CAM에 사용되는 의용재료 17

1-3 의용 보형재료 CAM 가공시 고려사항 20

1-4 의용 CAM 공정 21

제2장 CNC/CAM의 총론 23

2-1 CNC공작기계의 개요 23

2-2 CNC 공작기계의 역사 23

2-3 CNC 공작기계의 구성 25

2-4 CNC 공작기계의 정보처리 과정 26

2-5 CNC 공작기계의 도입의 필요성 26

2-6 CNC 공작기계의 메카니즘 27

2-6-1 서보기구(Servo Mechanism) 27

2-6-2 이송기구(Feed Mechanism) 29

2-7 NC의 제어 방법 31

2-7-1 NC제어 방식 31

2-8 NC프로그래밍과 좌표계 33

2-8-1 프로그래밍(Programming)의 정의 33

2-8-2 NC공작기계의 좌표계 34

2-8-3 CNC프로그램의 구성 36

2-8-4 주소(Address)의 주요기능 40

Contets 제목차례

제3장 CNC프로그래밍 **48**

3-1 CNC선반의 구조 48

3-1-1 CNC선반의 절삭조건 51

3-2 CNC선반 프로그래밍 57

3-2-1 프로그램 원점과 좌표계 설정 57

3-2-2 원점복귀 58

3-2-3 좌표값 지령 방법 60

3-2-4 inch/mm 절환(G20, G21) 61

3-2-5 직경지령과 반경지령 62

3-2-6 프로그램 작성 63

3-2-7 준비기능(G코드)와 보조기능(M코드) 일람표 64

3-2-8 보간 기능 68

3-3 사이클(Cycle)을 이용한 가공 83

3-3-1 단일형 고정 사이클(G90, G92, G94) 83

3-3-2 복합형 고정 사이클(G70 ~ G76) 89

3-4 드릴용 고정사이클(G80 ~ G89) 106

3-4-1 나사절삭 115

제4장 머시닝 센터 **149**

4-1 머시닝센터의 개요 149

4-1-1 머시닝센터의 구조 149

4-1-2 머시닝센터의 절삭조건 153

4-2 머시닝센터프로그램 158

4-2-1 프로그램원점과 좌표계설정 158

4-2-2 좌표값 지령 방법 168

Contets 제목차례

4-3 머시닝센터 프로그램의 구성 170

4-3-1 준비기능(G코드)와 보조기능(M코드) 일람표 171

4-3-2 준비기능 174

4-3-3 보간기능 175

4-3-4 이송기능 185

4-3-5 주축기능(S) 189

4-3-6 보정기능 190

4-3-7 보조기능 196

4-3-8 고정사이클을 이용한 드릴 작업 198

4-3-9 기타 옵션(Option)기능 214

제5장 CNC 자동화 시스템 242

5-1 Flashcut 소개 242

5-2 실행화면 242

5-3 편의 기능들 248

Contets 표차례

<표 1> CNC공작기계의 발달과정 24
<표 2> CNC공작기계의 장 단점 27
<표 3> CNC공작기계에 사용되는 좌표축 35
<표 4> 각종 주소의 기능 37
<표 5> 전탁형 소수점 입력과 통상의 소수점 입력의 비교 38
<표 6> 준비기능의 구분 41
<표 7> CNC선반과 머시닝센터의 회전당과 분당이송 44
<표 8> CNC선반과 머시닝센터의 절대 및 증분지령비교 60
<표 9> 자동모따기 가공방법 73
<표 10> 코너 R 가공방법 74
<표 11> 복합형 고정사이클 G-코드 89
<표 12> Type I 과 Type II 비교 95
<표 13> Drilling 용 고정 Cycle 일람표 106
<표 14> 나사 가공 절입 조건표(SM45C 초경공구 가공DATA, 반지름값) 127
<표 15> 인치나사 절입 조견표(반지름 값) 128
<표 16> 준비기능의 구분 174
<표 17> 절삭이송에서의 속도제어 187
<표 18> 코드의 의미 192
<표 19> 코드의 의미 195
<표 20> 고정사이클의 일람표 199
<표 21> 극좌표 지령과 평면선택 기능 215
<표 22> Flashcut File 명령어 244
<표 23> Flashcut Edit 명령어 245
<표 24> Flashcut Configuration 명령어 245
<표 25> Flashcut connect 명령어 246
<표 26> Flashcut Coordinates 명령어 246

Contets **그림차례**

[그림 1] CAD & CAM 및 CAD/CAM 공정 15
[그림 2] CAM 공정을 이용한 의료기기의 예 16
[그림 3] 쾌속조형을 이용한 인체보형물 16
[그림 4] 의료용 금속재료 18
[그림 5] 의료용 금속재료의 기계적 성질 18
[그림 6] 대표적 폴리머 분자구조 19
[그림 7] 의용재료의 비교 20
[그림 8] Biofixation 주기 21
[그림 9] 의료용 CAM공정 22
[그림 10] 22
[그림 11] CNC 장치의 발달과정 23
[그림 12] CNC 공작기계의 구성 25
[그림 13] CNC 공작기계의 정보처리 과정 26
[그림 14] 개방회로방식 28
[그림 15] 반폐쇄회로 방식 28
[그림 16] 폐쇄회로 방식 29
[그림 17] 복합회로 서보 방식 29
[그림 18] 볼스크루와 서보모터 30
[그림 19] 리니어 모터 구조 30
[그림 20] 위치결정제어 31
[그림 21] 직선절삭제어 32
[그림 22] 윤곽 절삭제어 32
[그림 23] 프로그래밍의 순서 34
[그림 24] 오른손 직교좌표계와 운동기호 34
[그림 25] 주 프로그램과 보조프로그램의 호출과정 36
[그림 26] Word의 예 39

Contets 그림차례

[그림 27] 블록의 구성 39
[그림 28] 머시닝센터와 CNC선반에서의 절삭속도 43
[그림 29] 절삭이송 44
[그림 30] 각종 가공에 사용하는 공구 45
[그림 31] 보조기능 46
[그림 32] 프로그램부의 구성요소 46
[그림 33] CNC선반 48
[그림 34] 주축대 및 유압 척 48
[그림 35] 드럼형 터릿 공구대 49
[그림 36] 심압대 49
[그림 37] 조작 판넬 50
[그림 38] 이송 기구 50
[그림 39] CNC선반을 이용한 각종 가공품 51
[그림 40] 차원 절삭면의 절삭비 52
[그림 41] 절삭저항 52
[그림 42] 인서트 팁과 공구홀더 57
[그림 43] 프로그램 원점 설정 58
[그림 44] 절대지령과 증분지령의 프로그램 예 61
[그림 45] 직경 지령의 예 62
[그림 46] 반경지령의 예 62
[그림 47] 급속 위치결정 68
[그림 48] 비 직선형 위치 결정과 직선보간형 위치결정 69
[그림 49] 직선보간의 예 70
[그림 50] 직선보간 70
[그림 51] G02, G03 회전 방향 71
[그림 52] I. K지령의 부호관계 72

Contets 그림차례

[그림 53] G02, G02 예제 72
[그림 54] 공구위치 보정 79
[그림 55] 공구 가상인선 80
[그림 56] 인선 R보정의 공구 경로 80
[그림 57] 인선 R보정 81
[그림 58] 프로그램 예제 82
[그림 59] 가상인선 번호 82
[그림 60] 인선번호와 공구의 형상 83
[그림 61] 직선절삭과 테이터 절삭 사이클(G90) 85
[그림 62] 테이퍼 가공시 가공형태에 따른 R값의 부호(좌, 외경가공, 우, 내경가공) 85
[그림 63] G90사이클을 이용한 예제 86
[그림 64] 직선절삭과 테이터 절삭 사이클(G94) 87
[그림 65] 직선 및 테이퍼 절삭 사이클(G90) 88
[그림 66] 정면 및 정면테이퍼 절삭 사이클(G94) 88
[그림 67] G94사이클을 이용한 예제 88
[그림 68] 외경황삭 사이클의 절삭경로(Type I) 91
[그림 69] 4가지 패턴의 다듬 형상 91
[그림 70] X(U)축의 지령 92
[그림 71] 포켓가공 배제의 예 92
[그림 72] 45도 방향 도피 93
[그림 73] 외경황삭 사이클의 절삭경로(Type II) 93
[그림 74] Type II W0 지령의 예 94
[그림 75] 포켓형상가공과 가공할 수 없는 형상의 예 94
[그림 76] 복수 포켓절삭 경로 94
[그림 77] 정삭가공 사이클 96
[그림 78] G71(황삭 사이클)과 G70(정삭 사이클)을 이용한 프로그램 96

Contets 그림차례

[그림 79] 단면 황삭사이클(G72)의 절삭경로(Type Ⅰ) 98
[그림 80] 단면황삭사이클(G72) 프로그램 99
[그림 81] 폐 Loop 절삭사이클의 절삭경로 101
[그림 82] 단면황삭사이클(G72) 프로그램 101
[그림 83] 단면홈·펙(Peck)드릴링사이클(G74)형상 102
[그림 84] 단면홈·펙(Peck)드릴링사이클의 절삭경로(G74) 103
[그림 85] 단면홈·펙(Peck)드릴링사이클 프로그램 103
[그림 86] 내·외경홈·펙(Peck)드릴링사이클(G75) 절삭경로 105
[그림 87] 내·외경홈·펙(Peck)드릴링사이클(G75) 105
[그림 88] 드릴용 고정사이클의 동작 순서 107
[그림 89] 초기점과 R점 복귀 107
[그림 90] 드릴링, 스폿드릴링 사이클(G81) 동작 109
[그림 91] 드릴링, 스폿드릴링 사이클(G82) 동작 109
[그림 92] 펙 드릴링사이클(G83) 동작 110
[그림 93] 펙 드릴링사이클(G83.1) 동작 111
[그림 94] 태핑사이클(G84) 동작 112
[그림 95] 리지드 태핑사이클(G84.2) 동작 113
[그림 96] 보링사이클(G85) 동작 114
[그림 97] 보링사이클(G89) 동작 115
[그림 98] 나사가공 형상 116
[그림 99] 나사의 종류 117
[그림 100] G32 나사가공 공구경로 117
[그림 101] 직선나사 118
[그림 102] 테이퍼 나사 118
[그림 103] 다줄나사 절삭공정 119
[그림 104] 가변 Lead 나사 120

Contets 그림차례

[그림 105] 직선나사 및 테이퍼나사 절삭사이클 121
[그림 106] 테이퍼량의 부호와의 공구경로의 관계 122
[그림 107] 나사절삭 사이클 중의 Feed Hold시 동작 122
[그림 108] 직선나사 절삭Cycle 프로그램 123
[그림 109] 직선나사의 절삭예제 123
[그림 110] 절삭량이 일정한 외날절삭 / 절날절삭 절입방법 126
[그림 111] 복합형 고정 나사절삭 Cyle(G76) 126
[그림 112] 나사의 호칭 표기 127
[그림 113] 나사의 호칭 표기 128
[그림 114] 수직형 머시닝센터와 수평형 머시닝센터의 좌표축 방향 149
[그림 115] 주축단의 형상 150
[그림 116] 수직형 머시닝센터(좌)와 수평형 머시닝센터(우)의 주축 150
[그림 117] 조작반 151
[그림 118] 자동공구교환장치(ATC)와 공구매거진 152
[그림 119] 자동팔레트교환장치(APC) 152
[그림 120] 풀 스터드(pull stud) 153
[그림 121] 각종 밀링커터 154
[그림 122] 각종 엔드밀 155
[그림 123] 상향절삭과 하향절삭 155
[그림 124] 드릴각에 대한 상수 k의 값 및 드릴가공의 예 157
[그림 125] 기계좌표계와 reference점 158
[그림 126] 원점 복귀와 원점에서의 이동 161
[그림 127] 좌표값 지령시 공구의 위치 161
[그림 128] 기계좌표계 선택 163
[그림 129] 공작물좌표계 설정 예(G92) 164
[그림 130] 공작물 좌표계(G54 ~ G59) 165

Contets 그림차례

[그림 131] 로칼 좌표계예 167
[그림 132] 절대지령과 증분지령 168
[그림 133] 비 직선형 위치 결정과 직선보간형 위치결정 175
[그림 134] 한방향 위치 결정 제어 176
[그림 135] 직선보간 177
[그림 136] 임의의 면취 178
[그림 137] 임의의 코너 R 179
[그림 138] 면취 및 코너R 179
[그림 139] 작업평면과 회전방향 181
[그림 140] 원호보간(I, J, K지령) 181
[그림 141] 원호보간(R지령) 182
[그림 142] 원호보간 182
[그림 143] 헬리컬 절삭 183
[그림 144] 헬리컬 보간 184
[그림 145] 자동코너 오버라이드 187
[그림 146] ①과 ②의 블록사이의 공구경로 188
[그림 147] 공구지름 보정시 공구이동 경로 192
[그림 148] 공구옵셋과 공구보정 방향 192
[그림 149] 공구경 보정 및 무시 193
[그림 150] 잘못된 공구경 보정의 예 193
[그림 151] 공구의 접근과 도피방법 194
[그림 152] 공구길이 보정 194
[그림 153] 공구 측정 장치 196
[그림 154] 서브프로그램의 구성 197
[그림 155] 서브프로그램의 호출 197
[그림 156] 메인프로그램에서 서브프로그램이 호출되어 실행되는 순서 198

Contets 그림차례

[그림 157] 드릴링용 고정사이클의 동작순서 200
[그림 158] 절대지령과 증분지령 200
[그림 159] 초기점 복귀와 R점 복귀 201
[그림 160] 구멍가공 모드의 예 202
[그림 161] 고속 펙 드릴링사이클 동작 203
[그림 162] G73 고정사이클 코드 203
[그림 163] 역 태핑사이클 동작 204
[그림 164] 정밀 보링사이클 동작 205
[그림 165] 드릴링, 스폿드릴링 사이클 동작 206
[그림 166] 드릴링, 카운터 보링사이클 동작 206
[그림 167] 펙(peck) 드릴링 사이클 동작 207
[그림 168] 태핑 사이클 동작 208
[그림 169] 보링사이클 동작 209
[그림 170] 보링사이클 동작 209
[그림 171] 백 보링사이클 동작 210
[그림 172] 보링사이클 동작 211
[그림 173] 보링사이클 동작 212
[그림 174] 드릴링 작업 213
[그림 175] 극좌표 지령의 원호 반경과 각도 214
[그림 176] 극좌표 지령 215
[그림 177] 극좌표지령 216
[그림 178] 스케일링 217
[그림 179] 스케일링 218
[그림 180] 평면에서의 좌표회전 기능 219
[그림 181] 좌표회전 220
[그림 182] 미러 이미지 221

Contets 그림차례

[그림 183] Flashcut을 이용한 시스템 구성의 예 242
[그림 184] 초기실행화면의 모습 243
[그림 185] File 명령어 244
[그림 186] Edit 명령 245
[그림 187] Configuration 명령 245
[그림 188] Configuration 명령 246
[그림 189] Coordinate 명령 246
[그림 190] DRO Box 247
[그림 191] Viewport Box 247
[그림 192] Viewport를 통한 가공경로의 예 248
[그림 193] 밀링가공 가공조건 설정의 예 249
[그림 194] 직사각형 포켓 가공GUI 250
[그림 195] 정면절삭가공GUI 250
[그림 196] 조각가공의 GUI 251
[그림 197] 홀 가공 패턴의 예 252
[그림 198] 싱글 홀 가공 설정화면 252
[그림 199] 선 가공 GUI 253
[그림 200] 그리드 가공 GUI 253
[그림 201] 원 가공 GUI 254
[그림 202] 원호 가공의 GUI 254

01
의료기기 개요

1-1 의료기기의 정의 및 종류

의공학은 물리학, 화학, 수학, 컴퓨터과학, 그리고 공학의 원리를 통합하여 생물학, 의학, 행동과학, 건강에 관련된 내용을 공부하는 분야이다. 의공학은 근본원리를 정립하고 발전시킨다. 예방, 진단, 질병의 치료, 환자의 재활 및 건강증진을 위한 의약물, 재료, 이식장치, 의료장치 및 정보시스템을 개발한다.

일반적으로 CAM 이라 함은 Computer Aided Manufacturing을 줄인 말로, 컴퓨터를 이용하여 공구의 궤적 및 부가기능을 프로그램으로 정의 한 후 가공하는 일반적인 기계가공을 통칭한다. 이 방법으로 생산공정 시간을 단축시키고, 툴링 시간을 짧게 하며, 재료의 치수와 정밀도를 높일 수가 있다. 이로 인해서 재료의 낭비를 줄이며, 궁극적으로 에너지를 절약할 수 있다. 특히, 의용 CAM은 인체 스스로 재활하기 힘든 장애를 공학적 방법으로 해결할 수 있으며, 가공 기술고도화로 인하여 설계(CAD)가 생산(Realization) 되며, 일반적으로 장기이식(Organ transplantation)의 한계가 있을시 인공장기(Artificial organ)를 만드는 방법을 사용한다. 최근 들어서 이식최근 CAM 시스템은 CAD 시스템과 연동하여 많이 사용되며 Auto-programming을 통해서 설계에서부터 제작까지의 전 공정이 자동화 되어가는 경향을 보이고 있다.

일반적으로 CAD & CAM 방식은 CAD를 통한 도면출력과 CAM을 위한 G-code 작성이 필요한 작업이며, CAD/CAM은 CAD 작성 후 데이터 변환을 자동으로 해주어 사람의 간섭이 필요 없는 작업이라 할 수가 있다.

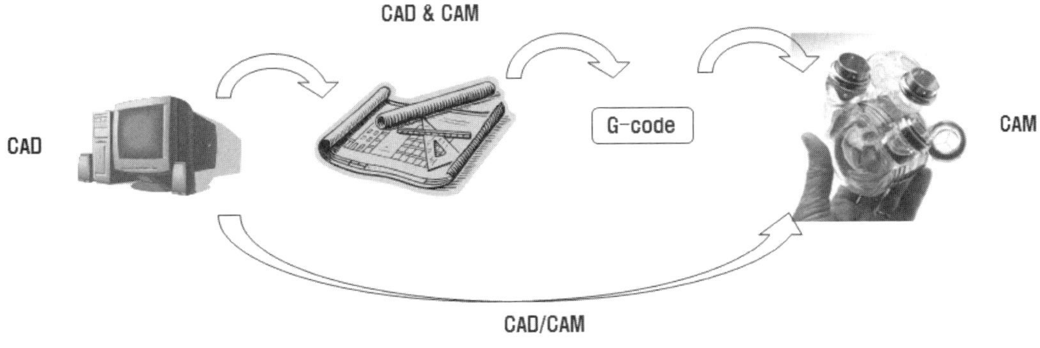

[그림 1] CAD & CAM 및 CAD/CAM 공정

의용 CAM이란, CAM 기술이 의료기기 분야로 특수하게 적용되는 것을 말하는데, CAM 기술을 의료기기, 인체보형물, 매식재료 등을 제작하는데 사용한다. 일반적으로 정교하고, 고도의 품질이 요구되는 응용분야로서 인증절차가 매우 복잡하고 까다로우며 기준 스펙에 반드시 부합해야만 의료기기 분야에 사용이 될 수 가 있다. CAM 공정이 기계공학적 지식에 바탕을 한다고 하더라도, 그 완벽한 기능을 위해서는 의학적 지식이 동시에 필요한 학문이라고 볼 수가 있다. 이를 위해서 생산기술과 임상지식이 필요하다.

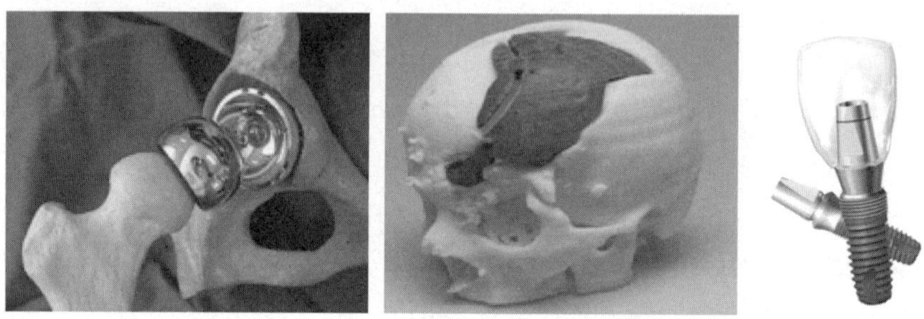

[그림 2] CAM 공정을 이용한 의료기기의 예

Top-down 방식과 Bottom-up 방식

CAM 방식은 일반적으로 Top-down 방식과 Bottom-up 방식으로 나눌 수 있다.

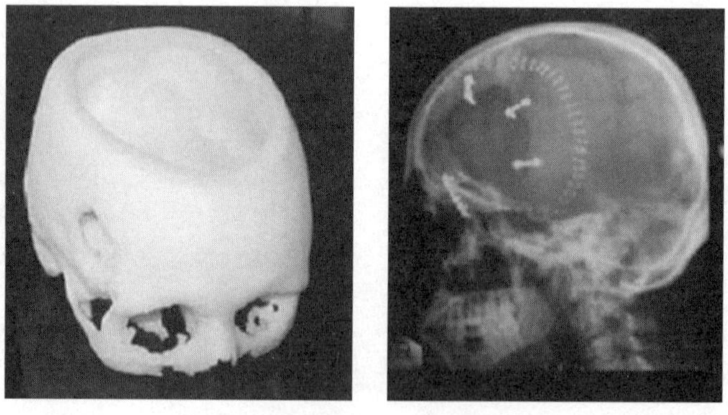

[그림 3] 쾌속조형을 이용한 인체보형물

Top- down 방식이라 함은 상위개념에서 원하는 결과를 얻을 때까지 시스템을 축소해 가는 방식이며 기계가공이나 연삭 및 방전가공이 대표적이다. Bottom-up 방식은 하위 개념에서 원하는 결과를 얻을 때 까지 시스템을 적층해 가는 방식으로서 용접공정이나 쾌속조형(Rapid prototyping) 및 조립공정 등이 대표적이다.

의료기기의 경우 통상적으로 완제품을 만들 때에는 Top-down 방식과 Bottom-up 방식을 혼용하는 경우가 많은데, 실제부품 제작은 Top down 방식을 많이 쓰고, 시술 시에는 Bottom up 방식을 많이 쓴다. 특히 의료기기의 경우 시술시 사용하는 Bottom-up방식의 경우는 인체재생능력을 이용하는 방법을 쓰는 경우가 많다.

Top-down 방식의 대표적인 경우가 CNC 머시닝 센터, NC 선반, 방전가공이며, 이들은 일반 공작기계에 컴퓨터와 제어장치 등을 부가하여서 사람의 운동(movement)대신 모터를 사용하여 동력 발생 및 전달하는 체계를 가지고 있으며, 사람의 생각(thinking) 대신 프로그램을 사용하여서 일련의 명령어들을 전달하는 구조로 되어 있다.

1-2 CAM에 사용되는 의용재료

의료기기용으로 사용되는 의용재료는 일반 기계가공품의 재료보다 그 신뢰성이 조금 더 높아야 한다. 이러한 의용재료를 선택하기 위해서는 인체 면역체계에 대한 이해가 필요한데, 면역체계(Immune system)란 살아있는 모든 생명체에서 가장 기본적인 것으로서 외부의 이물질에 대한 인체의 방어기능을 담당하는 세포들의 집합이라고 볼 수가 있다.

인체에서는 백혈구 세포가 몸 전체를 순회하다가 정상적인 상태에서는 있을 수 없는 어떤 이물질(세균, 병원균)을 발견하면, 이에 대한 공격을 시작하면서 작동하게 되며 질병의 발병원인을 직접 공격하기도 하고 항체를 구성하여 방어를 하기도 한다. 이와같이 우리 몸의 자체 저항력이 떨어지게 되면 동원하는 용병 즉 항생제라고 볼 수가 있다.

따라서, 이러한 인체저항을 최소화하기 위해서는 인체 면역체계 거부반응을 최소화 할 수 있는 물질로 CAM 작업을 하는 것이 바람직하며, 금속으로는 주로 금, 은 등의 비활성 금속이나 세라믹 등이 사용되어 왔다. 일반적으로 비흡수생체물질(Non-absorbable biomaterial) 이라 함은, 주로 인체보형물로 사용되는 금, 은, 스테인레스강, 코발트-크롬강, 티타늄 합금 등이 해당하고, 흡수생체물질(Absorbable biomaterial)은 주로 tissue engineering 또는 regenerative medicine에 해당 된다. [그림 5]에 대표적 의료용 금속재료가 예시되어 있다.

Stainless Steel	Cobalt Chromium	Titanium
Fe	Co	Ti
Cr (17-20%)	Cr (27-30)	Al (5.5-6.5)
Ni (10-17)	Mo (5-7)	V (3.5-4.5)
Mo (2-4)	Ni (2.5)	Fe,C,O (0.5)
C (0.03)	Fe, C, Mn, Si (<3.1)	
Mn, P, S, Si (<2.8)		

	ADVANTAGES	DISADVANTAGES
Stainless Steel	Strength Ease of manuf. Availability	Potential for corrosion High mod. of elasticity
Cobalt-Chromium	Strength Rel. wear resist.	High mod. of elasticity
Titanium	Strength Low modulus Corrosion resistance	Low wear resistance

[그림 4] 의료용 금속재료

Mechanical Prop.

ASTM#	Condition	Elastic Modulus (GPa)	Yield Strength (MPa)	Ultimate Strength (MPa)	Endurance Limit (MPa)
Stain. steels					
F55, F56 F138, F139	Annealed	190	331	586	241 276
	Cold forged	190	1213	1351	820
Cobalt alloys					
F75	Cast/anneal	210	448 517	655 889	207 310
	HIP*	253	841	1277	725 950
F799	Hot forged	210	896 1200	1399 1586	600 896
F90	Annealed	210	448 648		951 1220
F562	Hot forged	232	965 1000	1206	500
	Cold forged/ aged	232	1500	1795	689 793
Titanium alloy					
F67	30% Cold worked	110	485	760	300
F136	Forge anneal	116	896	965	620
	Forged/heat treated	116	1034	1103	620 689

* HIP = hot isostatically pressed; ASTM = Amer. Soc. for Test. and Matls.

[그림 5] 의료용 금속재료의 기계적 성질

비흡수성 생체물질(세라믹)의 특성

비흡수생체물질은 금속과 비금속(산화, oxide) 의 융합체로서, 대표적인 세라믹소재로는 산화알루미늄(Alumina)이라 일컬어지는 알루미나이며 이는 Aluminum + oxide 되어 있고, 산화지르코늄(Zirconia)은 zirconium + oxide로 되어 있다. 세라믹소재의 장점은 이온화 결합으로 인해 경도가 높으며(scratch resistant), 조직이 치밀해서 경면(境面) 수준의 매끄러운 표면가공(Ultrafine surface finishing)이 가능하다. 옥시늄(Oxinium)은 지르코늄(zirconium) 과 니오비움(niobium)의 세라믹 혼합물질로 의료기기 재료로 많이 사용된다.

비흡수성 생체물질(폴리머)의 특성

폴리머(Polymer, 고분자화합물)는 주로 수소와 탄소의 고분자화합물로서 제조가 용이하고, 생체물질과의 부작용이 적어서 많이 사용된다. PE, PMMA 등은 주로 의료 용기로 많이 사용되며, PLGA, PCL 등은 생체물질 흡수용으로 많이 사용되며, 유리와 같은 투명한 용기로도 사용된다. 유리에 비해 무게가 가볍고, 충격에 강하며, 성형이 쉽다.

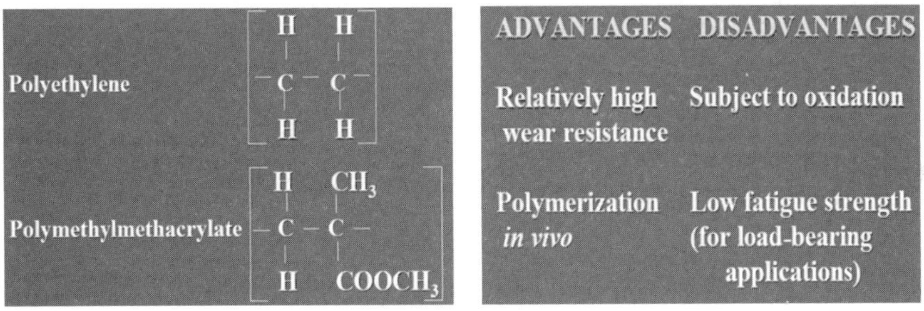

[그림 6] 대표적 폴리머 분자구조

정리하면, 폴리머(Polymer)는 기계가공성, 재료의 유동성, 재료가격, 완제품의 무게, 내식성 및 친바이오성이 우수(소품종 대량) 하나, 재료의 강도가 약하며, 내구성 및 내열성이 취약하며, Exothermic reaction(발열성 반응)의 위험이 있으며 Toxic monomer (단분자 독성)이 있는 단점이 있다. 가공법은 주로 기계가공보다는 가열한 후 성형하는 공정재료로 사용(예: 다이캐스팅, 인젝션 몰딩, 핫엠보싱) 한다.

금속(metal)은 기계적강도가 우수, 내열성 및 내충격성이 우수(다품종 소량생산 또는 성형다이) 하나, 성형이 어려워서 주로 기계적가공을 사용, 반바이오성을 지니므로 재질선택의 한계를 지닌다. 마지막으로, 세라믹(Ceramic)은 내열성, 내식성 및 친바이오성을 지니며, 기계적가공이 대단히 어려워서 주로 소결(Sintering) 로서 제품을 성형한다.

	Tensile Strength (psi)	Modulus of Elasticity (10^6psi)
Stainless steel	90,000	28
Co-Cr Alloy	150,000	35
Ti (6AL-4V)	150,000	16
Bone	10–15,000	2–3
PMMA	7,000	0.2–0.5
UHMWPE	6,500	0.06–0.18

[그림 7] 의용재료의 비교

1-3 의용 보형재료 CAM 가공시 고려사항

의료용 기기를 보형물로 사용할 때는 기계적 성질과 더불어 생물학적 친화성도 잘 고려하여야 한다. 일반적으로 의료용 보형물이 인체에 적응하는 단계는 Fit(조립), Fixation(고정), Stiffness(강도)의 단계로 나눌 수가 있다.

먼저 Fit의 단계는 Size and Shape(크기와 형태)를 정하게 되고, 주로 컴퓨터를 사용하여 정밀 측정(개별적인 모양이 다름)한 보형 부위를 파악하게 된다. 일반적으로 Identifit(Identify + Fit) 이란 개별맞춤보정을 일컬으며, 고관절(hip joint), 인공치아, 성형 등에 많이 사용된다.

Fixation의 단계는 Cement(접착제)를 인공물질을 통해서 접착하는데, 대표적인 것은 금속소재를 인공뼈에 접착하는 Acrylic resin bone cement(아크릴릭 레진계 골 시멘트)가 있다. 마지막으로 기계적으로 이식된 보형물은 Biological fixation(생물학적 고정) 단계를 거치게 된다. Biological fixation(생물학적 고정)을 잘 이루게 하기 위해서는 표면을 매끈하게 가공하여 자연적 접착하는 방법과, 반대로 표면의 요철을 이용해서 표면적을 넓힌 가공, 그리고 표면의 부식/코팅을 통해서 피부친화력을 높이는 방법을 쓰게 된다. 일반적으로, 칼슘-인 코팅을 이용한 화학적 결합방법이 많이 사용된다.

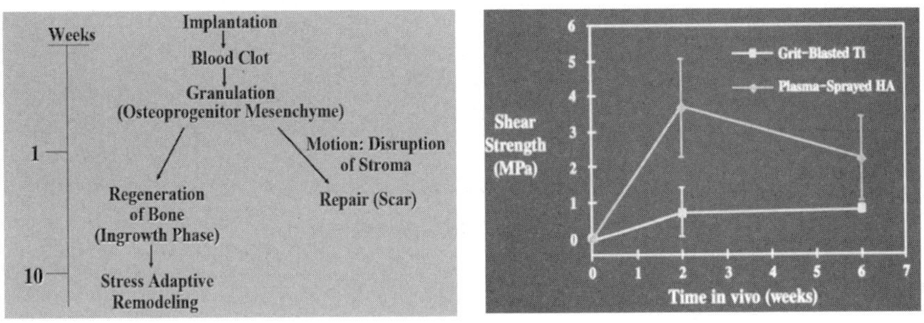

[그림 8] Biofixation 주기

Biological fixation(생물학적 고정) 시 유의사항으로는 0.15 mm 이상 움직일시, stroma(기질) 파괴 등을 가지고 올 수 있으므로 주의 하여야 한다. 뼈가 완전 융착되는데 걸리는 시간은 4~8주이고, 뼈가 제기능(강도)을 하는데 걸리는 시간은 보통 8주 이상이 소요된다.

1-4 의용 CAM 공정

의료용 CAM 공정은 크게 구상, 설계, 가공, 임상적용, 교정 및 임상재적용의 단계를 거치게 된다. 구상단계는 주로 촬영된 자료(MRI. CT, 사진)를 통해서 임상전문가가 판단을 하게 되고, 설계는 주로 CAD, 도면, 스케치, 모델링을 거치며, 가공은 일반

기계가공과 CAM을 통하고, 임상적용을 통해서 신체적용을 한 후, 마지막으로 교정 및 임상재적용을 통해서 신체적용을 하게 된다. 일반적인 CT 촬영부터 CAD단계 및 CAM 공정이 [그림 9]에 소개 되어 있다.

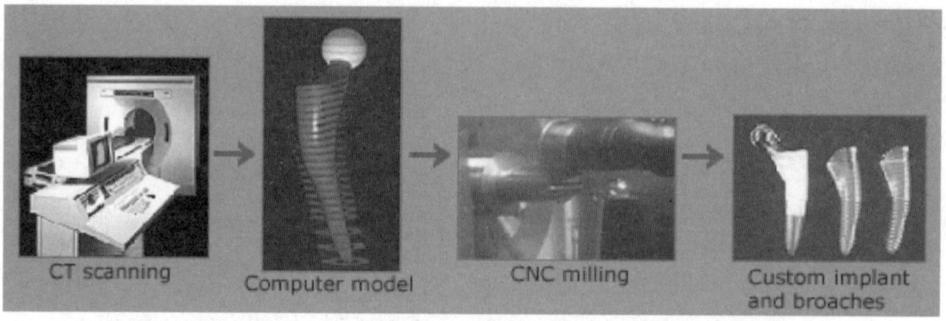

[그림 9] 의료용 CAM공정

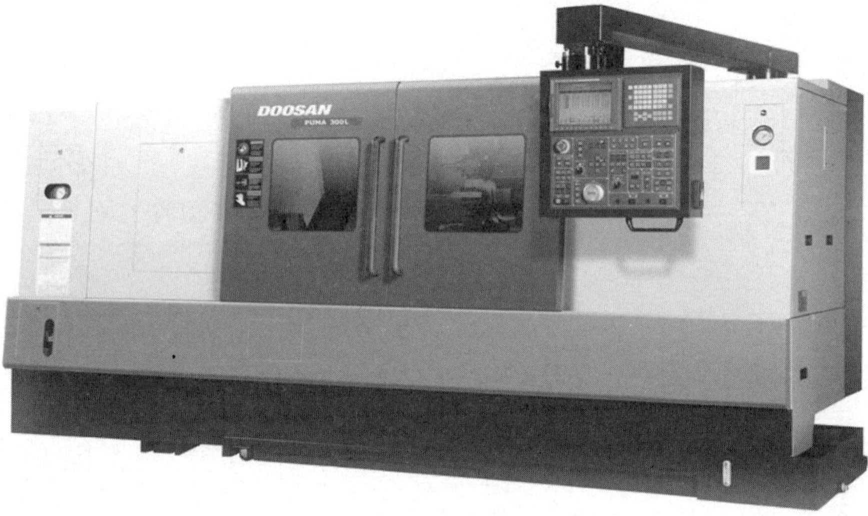

[그림 10]

02 CNC/CAM의 총론

2-1 CNC공작기계의 개요

CNC(Computerized Numerical Control)는 컴퓨터가 내장된 NC를 지칭하며 NC를 수치로 제어한다. NC(Numerical Control)란 "수치제어 공작기계에서 공작물에 대한 공구의 위치를 그에 대응하는 수치정보로 지령 하는 제어"를 말한다.

또한 프로그램에 의해 자동적 작동되는 공작기계를 CNC공작기계라고 하며, CNC공작기계의 종류에는 CNC선반, CNC밀링, 머시닝센터, 터닝센터, CNC와이어컷 머신, CNC방전가공기, CNC보링머신, CNC연삭기 등 거의 모든 공작기계가 CNC장치를 부착하여 사용하고 있다.

근래에는 주축속도 65,000rpm, 급속이송속도 200m/min이상, 절삭이송속도 20m/min으로 증대시켜 재료제거율(MMR : Material removal rate)을 크게 향상시킴으로써 생산비용 및 생산시간을 단축시키는 고속가공기가 개발되어 실용화되고 있다.

2-2 CNC 공작기계의 역사

NC의 역사를 보면 제2차 세계대전 후 미공군에서 복잡한 부품에 대한 고정도가공과 이것을 검사할 수 있는 고정도의 검사용 게이지(gauge)를 제작해야 하는 필요성에 직면하게 되었다. 이 때 파슨즈(John T. Parsons)는 자신이 고안한 NC개념의 공작기계에 대한 개발을 제안 하였는데, 그 결과 1948년 미공군은 파슨즈회사와 NC의 가능성 조사 연구에 관한 계약을 체결하게 되었고, 1949년에는 MIT공과대학의 연구팀이

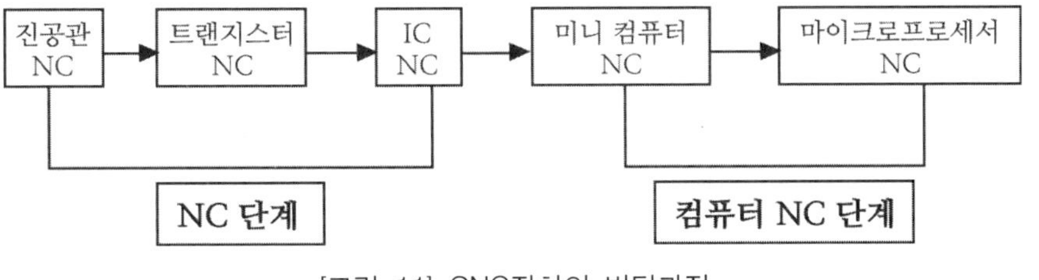

[그림 11] CNC장치의 발달과정

참가하여 약 3년간의 연구 끝에 NC밀링 머신(milling machine)을 공개한 것이 최초의 진공관식 NC공작기계이다. 이와 같이 만들어진 CNC공작 기계는 CNC장치의 발달, 즉 전자분야의 발달과 더불어 급속한 발전을 거듭하게 되었다.

〈표 1〉 CNC공작기계의 발달과정

구분	미국	일본	한국
NC의 기초연구 시작	1947 : John T. Parsons 헬리콥터의 날개 제조중에 착상 1948 : 미공군이 Parsons CO. 와 NC의 가능성 조사연구 1949 : Parsons CO. 와 MIT에서 연구	1945 : 동경공업대학에서 NC공작기계 연구개시	1973 : KIST에서 연구 시작
시제품 생산	1952 : MIT에서 최초의 NC공작기계를 공개운전	1958 : 후지쓰 NC터릿펀치프레스발표 1958 : 마끼노와 후지쓰가 NC밀링머신 시제품개발	1976 : KIST의 NC선반 발표
공업화	1955 : 최초의 자동프로그램시스템 발표	1959 : 일립정밀에서 NC밀링머신 생산	1977 : 화천기공사에서 WNCL-300을 한국공작 계전에 출품
상품화	1958 : Pratt & Whithey CO.에서 드릴링 발표 1960 : 미국공작기계전에서 (Chicago show)NC기계출품 (5% 약100대)	1960 : 동경국제공작기계전에서 NC보링머신을 비롯한 각종NC기계 출품	1978 : NC선반외 2종 27대 수출 1979 : NC선반외 1종 32대 수출
적응응용 제어	1958 : Kearney & Tecker CO. 머시닝센터 개발공개 (밀워키-Matic)	1961 : 일립제작소에서 머시닝센터1호 개발 1964 : 일립ATC부 머시닝 센터제작	1981 : 통일산업 국산머시 닝센터 한국기계전에 출품
군제어 관리	1965 : IBM 전국에 NC공작기계 5000대 가동, NC의 대량적 사용 1965 : Sundstrands사 (OMNI Control)발표	1968 : 이케가이와 후지쓰의 협력으로 국철오미 야 공장에 FANUC시스템 완성	1981 : KAIST와 미국의 MIT, 일본의 일본공업 기술원과 FMS를 위한 자동소프트웨어 공동연구 계획 발표

▶ CNC공작기계의 발전과정을 4단계로 분류하면 다음과 같다.

제 1 단계 : 공작기계 1대를 NC 1대로 단순 제어하는 단계(NC)

제 2 단계 : 공작기계 1대를 CNC 1대로 제어하며 복합기능 수행단계(CNC)

제 3 단계 : 여러대의 CNC공작기계를 컴퓨터로 제어하는 단계(DNC)

제 4 단계 : 여러대의 CNC공작기계를 컴퓨터로 제어하는 생산관리 수행 단계(FMS)

제 5 단계 : 공장내 분산되어 있는 여러 단위 공장의 FMS와 기술 및 경영관리 및 시스템까지 모두 통합하여 종합적으로 관리하는 컴퓨터 통합 생산시스템(CIMS)

2-3 CNC 공작기계의 구성

CNC공작기계는 정보처리회로, 데이터의 입·출력장치, 강전제어반, 유압 유닛, 서보모터, 기계본체 등으로 구성되어 있으며, 그 구성은 사람과 유사하다.

① 정보처리회로 : 사람의 두뇌
② 데이터의 입·출력 장치 : 사람의 눈
③ 강전 제어반 : 굵은 신경에서 가는 신경으로 에너지 전달
④ 유압유닛 : 사람의 심장
⑤ 서보모터 : 사람의 손과 발
⑥ 기계본체 : 사람의 몸체

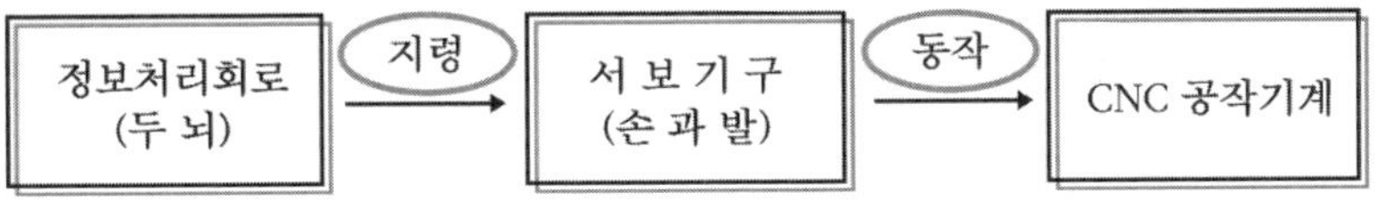

[그림 12] CNC 공작기계의 구성

2-4 CNC 공작기계의 정보처리 과정

CNC공작기계는 도면을 보고 가공경로 및 가공조건 등을 CNC프로그램으로 작성하여 입력하면, 제어장치에서 처리하여 결과를 펄스(pulse) 신호로 출력하고, 이 펄스 신호에 의하여 서보모터가 구동되며, 서보모터에 결합되어 있는 볼스크루(ball screw)가 회전함으로써 요구하는 위치와 속도로 테이블이나 주축헤드를 이동시켜 자동으로 가공이 이루어진다.

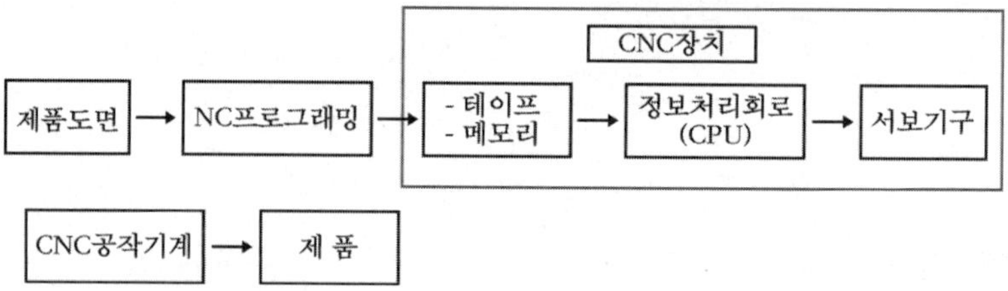

[그림 13] CNC 공작기계의 정보처리 과정

2-5 CNC 공작기계의 도입의 필요성

소비자의 다양한 요구와 기술의 변화로 인하여 제품의 라이프 사이클(life cycle)이 짧아지고, 제품의 고급화로 부품의 고정밀화와 복잡한 형상들로 이루어진 다품종 소량생산 방식이 요구되며, 또한 노동인구 및 기술자 부족에 따른 인건비 상승으로 생산체계의 자동화가 급속히 이루어지고 있다. 이러한 추세로 인하여 자동화된 생산설비(hard Ware)를 변화시키지 않고 프로그램(software)의 변화만으로 다양한 제품을 균일하게 생산할 수 있는 설비 및 기계가 요구되며, 이에 적합한 기계가 CNC공작기계이다.

〈표 2〉 CNC공작기계의 장 · 단점

CNC공작기계의 장점	CNC공작기계의 단점
o 경영관리의 유연성 o 리드타임의 단축 o 공구비 및 공구보관 공간의 절감 o 기계가동률과 생산성 향상 o 품질의 균일성 o 사용기계대수의 절감 및 공장크기 축소 o 공구수명의 연장 o 제조원가 절감	o 초기 투자 비용과다 o 관리비용과다 o CNC프로그래머 및 오퍼레이터 부족

2-6 CNC 공작기계의 메카니즘

2-6-1 서보기구(Servo Mechanism)

구동 모터의 회전속도와 위치를 피드백(feed back)시켜 입력량과 출력량이 같아지도록 제어할 수 있는 구동기구(mechanism)를 말한다. 서보모터는 저속에서도 큰 토오크(torque)와 가속성, 응답성이 우수해야 하므로 초기에는 DC모터를 많이 사용했으나, 근래에는 AC모터를 사용하고 있다. 피드백 장치에는 속도와 위치를 피드백 하는 장치인 리졸버, 로터, 엔코더가 있으며, 또한 위치만을 피드백하는 스케일(광학 스케일, 레이저측정기 등)이 있다. 피드백을 하는 방법은 검출기를 부착하는 위치에 따라 개방회로 방식(open loop system), 반폐쇄회로 방식(semi-closed loop system), 복합회로 서보 방식(hybrid servo system)으로 분류된다.

가. 개방회로 방식(open loop system)

스태핑 모터에서 지령한 펄스(pulse)가 직접 기계에 전달되는 방식으로 검출기와 피드백(feedback)장치가 없으므로 정밀도가 떨어지므로 NC공작기계에는 거의 사용하지 않는다.

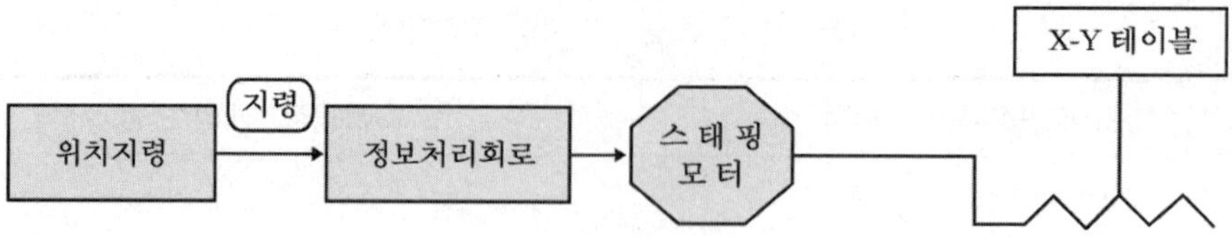

[그림 14] 개방회로방식

나. 반폐쇄회로 방식(semi-closed loop system)

모터에 내장된 제너레이터에서 속도를 검출하고, 엔코더에서 위치를 검출하여 피드백하는 제어방식이다. 기계가 운동하는 과정에서 오는 운동손실(lost motion)인 스크루의 백래시 오차, 비틀림 및 처짐에 의한 오차, 마찰에 의한 오차, 열변형에 의한 오차 등은 보정할 수 없지만, 볼스크루의 발달과 기계 강성이 좋아 CNC공작기계에서 가장 많이 사용된다.

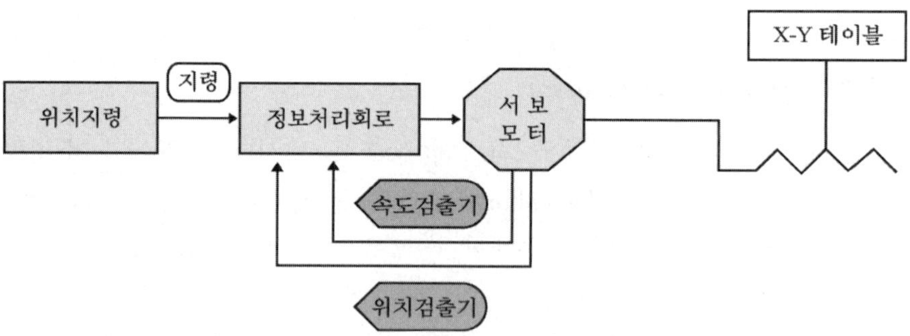

[그림 15] 반폐쇄회로 방식

다. 폐쇄회로 방식(closed loop system)

모터에 내장된 제너레이터에서 속도를 검출하고, 기계의 테이블에 부착한 스케일에서 위치를 검출하여 피드백 시키는 방식이다. 운동손실에 의한 오차도 보정할 수 있어 정밀도를 향상시킬 수 있으며, 가공물의 중량에 의해 볼 스크루의 휨, 처짐, 비틀림, 열변형 등이 발생하는 대형기계에 주로 사용된다.

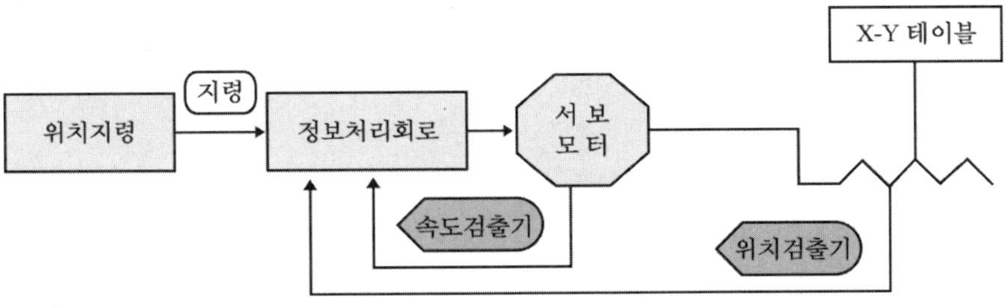

[그림 16] 폐쇄회로 방식

라. 복합회로 서보 방식(hybrid servo system)

반 폐쇄회로 방식과 폐쇄회로 방식의 장점을 살린 시스템으로 기계의 강성, 습동면의 윤활이 없고 가격이 고가이므로 고정밀도를 요구하는 기계에 사용된다.

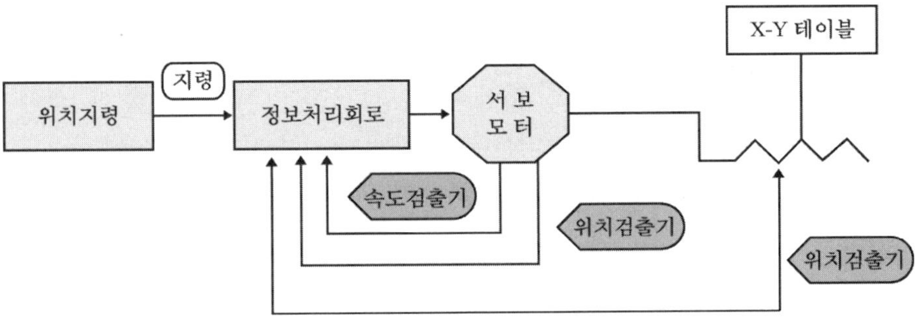

[그림 17] 복합회로 서보 방식

2-6-2 이송기구(Feed Mechanism)

가. 볼스크루(Ball screw)

볼스크루는 회전운동을 직선운동으로 바꿀 때 사용되며, CNC공작기계의 이송기구로 많이 사용한다. 수나사와 암나사 사이에 강구가 구르기 때문에 마찰계수가 적고 높은 정밀도를 갖고 있다. 특히 더블너트 방식의 경우 볼스크루 자체의 백래쉬(Backlash)를 없게 하는 기능이 있으므로 백래쉬가 거의 0에 가까워서 높은 정밀도를 실현할 수 있다. 서보모터에서 볼스크루까지의 동력 전달방법에는 타이밍 벨트(Timing belt), 기어(Gear), 커플링(Coupling)의 3가지 방법으로 동력을 전달한다.

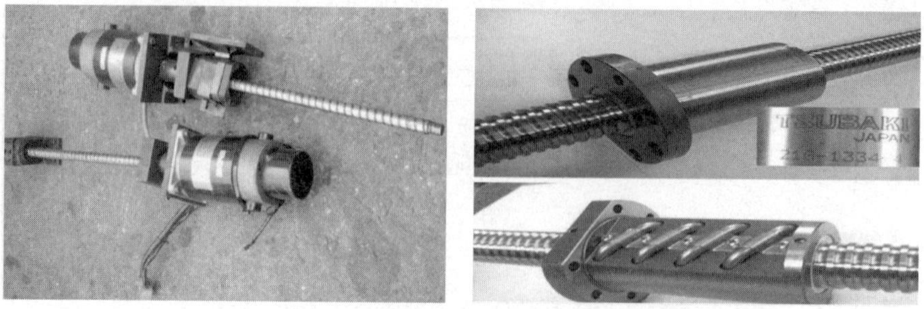

[그림 18] 볼스크루와 서보모터

나. 리니어 모터를 이용한 고속이송

리니어 모터(Linear motor)는 모터의 두 요소인 Primary part(회전 모터의 Stator에 해당)와 Secondary part(회전 모터의 Rotor에 해당) 사이의 유도기전력에 의해서 모터 자체가 직선운동을 한다. 리니어 모터를 공작기계의 이송장치로 적용할 경우에 서보모터의 회전운동을 직선운동으로 변환시키는 기구, 예를 들면 볼스크류 또는 랙피니언 기구가 생략되어 고속·고가속운동이 가능하고, 높은 위치제어 정밀도를 가진다.

구동력을 직접 발생시키므로 기계적인 변환장치가 전혀 필요하지 않기 때문에 구조가 복잡하지 않으며, 에너지 손실이나 소음을 발생하지 않는 것은 물론이고 운전속도에도 제한을 받지 않는 등의 특유의 이점이 있다.

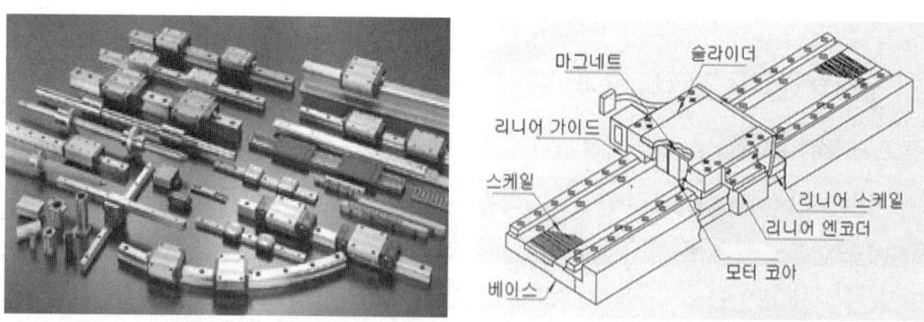

[그림 19] 리니어 모터 구조

리니어 모터는 일반 회전형 모터를 축 방향으로 잘라서 펼쳐 놓은 형태로, 기존의 일반 모터가 회전형의 운동력을 발생시키는 것에 비해 직선방향으로 미는 힘인 추력을 발생시키는 점이 다르며, 그 구동원리는 근본적으로 같다고 볼 수 있다.

2-7 NC의 제어 방법

2-7-1 NC제어 방식

CNC공작기계가 작업을 수행하기 위해서는 공구와 가공물이 서로 상대운동을 하여야 하는데 공구 이동경로와 형상에 따라 다음과 같이 위치결정제어, 직선절삭제어, 윤곽절삭제어의 3가지 제어방식이 있다.

가. 위치결정제어(positioning NC)

공구의 이동 중에 최종 위치만을 제어하는 방식으로 최종 위치까지 얼마나 빠르고 정확하게 이동하는 가를 나타내며, 이동 중에는 가공을 하지 않기 때문에 PTP (point to point)제어라고도 하며 드릴링 작업, 스폿(spot)용접, 프레스 등에 사용된다.

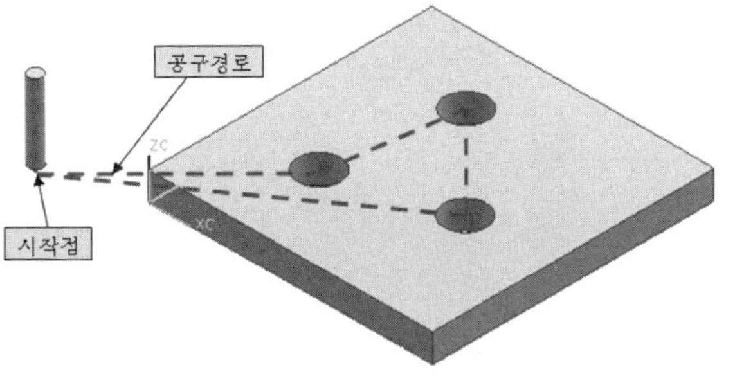

[그림 20] 위치결정제어

나. 직선절삭제어(straight cutting control NC)

직선으로 이동하면서 절삭을 행할 수 있는 방식으로 위치결정 제어보다 다소 차원이 높으나 직선절삭(X,Y,Z축에 평행) 이외에는 할 수 없다. 주로 선반, 밀링, 보링머신 등에 사용된다.

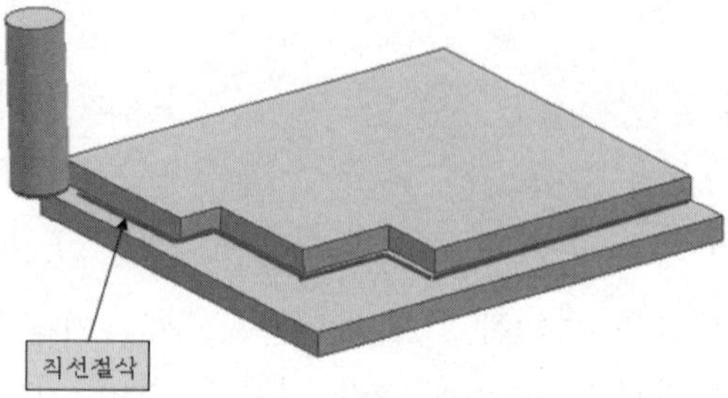

[그림 21] 직선절삭제어

다. 윤곽절삭제어(contouring control NC)

곡선 등의 복잡한 형상을 연속적으로 윤곽제어 할 수 있는 가장 복잡한 시스템으로 점과 점의 위치결정과 직선 절삭작업을 할 수 있고, 여러 축의 움직임을 동시에 제어 할 수 있는데 2차원 또는 3차원이상의 제어에 사용된다. 최근 CNC공작기계는 대부분 이 방식을 적용한다.

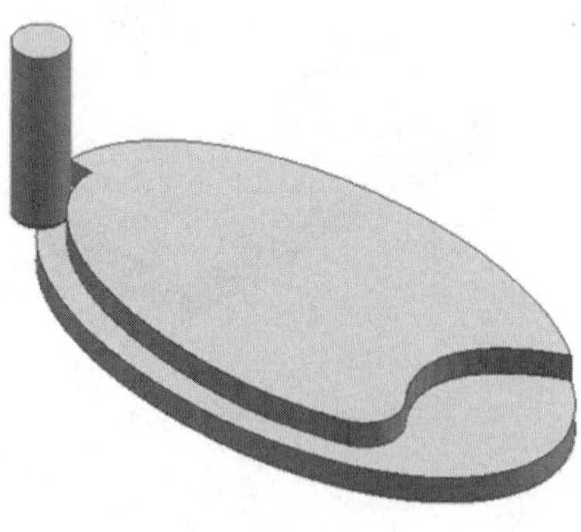

[그림 22] 윤곽 절삭제어

2-8 NC프로그래밍과 좌표계

2-8-1 프로그래밍(Programming)의 정의

NC프로그래밍이란 주어진 도면의 제품을 가공하기 위하여 가공 공정을 NC장치가 이해할 수 있도록 NC언어(G00, G01, M03, T0200등)를 이용하여 표현방식을 바꾸어 주는 작업을 말한다.

가. 부품도면

설계된 도면을 NC가공하기 위한 도면

나. 가공계획

부품도면이 주어지면 NC가공을 위하여 먼저 가공계획을 수립한다.

① NC기계로 가공할 범위와 공작기계 선정
② 소재의 고정 방법 및 필요한 지그 선정
③ 가공 순서
④ 가공할 공구의 선정
⑤ 프로그램을 작성

다. 파트 프로그래밍

NC기계가 자동으로 작동되게 하기위해 작동지령을 NC언어를 사용하여 프로그래밍을 하는 작업을 파트 프로그래밍이라고 하며, 프로그래밍을 할 때에는 항상 공작물은 고정되어 있고 공구가 공작물 주위를 움직인다고 생각하고 프로그래밍을 한다.

프로그래밍 작성 방법에는 수동과 자동이 있는데, 수동 프로그래밍이란 간단한 부품의 경우 도면을 보고 프로그래머가 직접 손으로 작성하는 것을 말하며, 자동프로그래밍은 형상이 복잡해지면 공구위치 산출 및 프로그래밍에 많은 시간이 소요되므로 컴퓨터와 CAM 소프트웨어를 이용하여 작성하는 프로그래밍을 말한다.

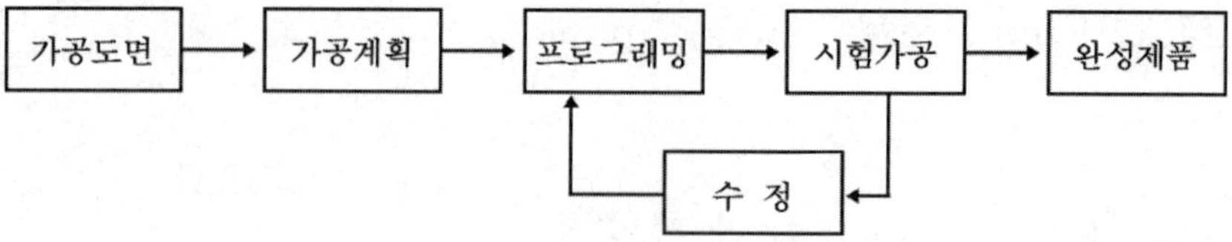

[그림 23] 프로그래밍의 순서

2-8-2 NC공작기계의 좌표계

가. 좌표축과 운동기호

프로그래머가 가공물에 대한 공구의 위치와 이동량을 결정할 수 있도록 NC공작기계의 좌표축과 운동기호는 KS B 0126으로 설정되어 있다. 축방향을 결정 할 때는 공작물이 고정되어 있고 공구가 움직이는 것으로 한다. 따라서 오른손 직교좌표계를 표준좌표계로 하고 있다.

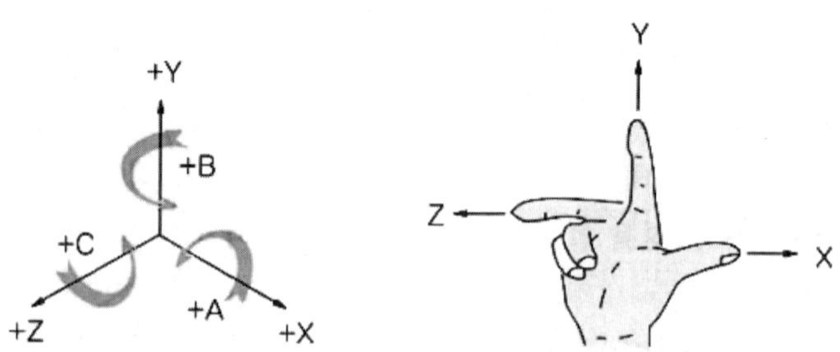

[그림 24] 오른손 직교좌표계와 운동기호

좌표축은 기준축으로 X, Y, Z축을 사용하고 보조축〈표3〉을 같이 사용하며, 회전축에 대해서도 X축의 주위를 회전하는 것이 A, Y축 주위를 회전하는 것이 B, Z축 주위를 회전하는 것이 C축으로 규정 되어 있다.

〈표 3〉 CNC공작기계에 사용되는 좌표축

구분 / 기준축	보조축(1차)	보조축(2차)	회전축	기준축의 결정 방법
X축	U축	P축	A축	가공의 기준이 되는 축
Y축	V축	Q축	B축	X축과 직각을 이루는 축
Z축	W축	R축	C축	절삭동력이 전달되는 축

CNC선반의 경우 회전하는 가공물체에 대해 공구를 움직이는데 필요한 2개의 축이 있는데 X축은 공구의 이동축으로, Z축은 가공물의 회전축으로 표시되어 있다. 머시닝센터의 경우 X, Y 2축이 테이블상에 정의되고, 이 면에 수직인 Z축이 주축의 수직이동 좌표계가 된다.

나. 좌표계(Coordinate System)

CNC공작기계에 사용되는 좌표치의 기준으로 사용되는 좌표계에는 기계좌표계, 공작물좌표계, 구역좌표계의 3종류가 있다. 또한 화면에 공구가 이동된 거리를 나타내는 좌표에는 기계좌표, 절대좌표, 상대좌표, 잔여좌표 4종류가 있다.

(1) 기계좌표계(Machine Coordinate System)

기계 제작사가 일정한 위치에 정한 기계의 기준점, 즉 기계원점을 기준으로 하는 좌표계를 기계좌표계라고 한다. 이 기준점은 기계가 일정한 위치로 복귀하는 기준점이며, 공작물좌표계 및 각종 파라메터 설정값의 기준이 될 뿐만 아니라 모든 연산의 기준이 되는 점이다. 전원공급 후 수동원점 복귀를 하면 기계좌표가 설정되며 전원을 끄지 않는 한 변하지 않는다.

이 점은 공구와 공작물이 가장 멀리 떨어지는 위치, 즉 테이블이나 주축헤드 동작의 끝점에 설정되는 것이 일반적이다.

(2) 공작물좌표계(Work Coordinate System)

공작물의 가공을 위하여 설정하는 좌표계를 공작물좌표계라고 한다. 프로그램을 할 때에는 도면상의 한 점을 원점으로 정하여 프로그램 하는데 이 점을 프로그램 원점이라고 하며, 공작물이 도면과 같이 가공되도록 이 프로그램 원점과 공작물의 한 점을 일치시키는 것을 공작물좌표계 설정이라고 한다.

(3) 구역좌표계(Local Coordinate System)

공작물 좌표계가 설정되어 있을 때 특정영역의 프로그램을 쉽게 하기 위하여 좌표계를 영역으로 이동하여 새로운 좌표계를 만들 수 있는데 이것을 구역좌표계, 지역좌표계 또는 국부좌표계라고 한다.

2-8-3 CNC프로그램의 구성

기계를 작동시키기 위하여 CNC에게 주는 지령의 모임을 프로그램이라고 말하며, CNC프로그램은 주소(address)와 수치(dta)의 조합에 의하여 이루어진 단어(word)들이 조합되어 블록(block)을 구성하며, 이 블록의 조합으로 프로그램이 구성되어 있다. NC 프로그램은 지령절 단위로 실행되며, 주 프로그램(main program)과 보조 프로그램(sub program)으로 나눌 수 있다.

프로그램은 일반적으로 주 프로그램을 따라 실행되지만 주 프로그램에서 보조 프로그램을 호출하는 명령(M98)이 있으면 보조 프로그램을 따라 실행되며, 보조 프로그램 종료(M99) 명령이 있으면 주 프로그램으로 복귀하여 작업을 진행한다.

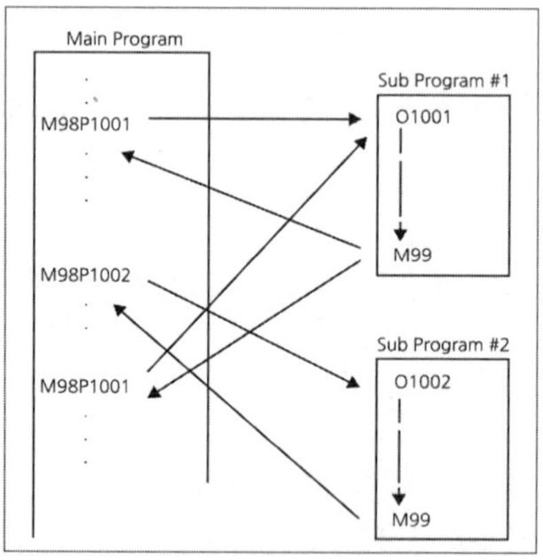

[그림 25] 주 프로그램과 보조프로그램의 호출과정

(1) 주소(Address)

주소는 영문 대문자(A ~ Z) 중의 한 개로 표시되며, 각 주소의 기능은 <표4>와 같다.

〈표 4〉 각종 주소의 기능

기 능	주소(Address)			의 미
프로그램번호		O		프로그램 번호
전개번호		N		전개번호
준비기능		G		동작조건(직선,원호등)지정
좌표어	X	Y	Z	각 축의 이동 위치 지정(절대방식)
	U	V	W	각 축의 이동 거리와 방향 지정(증분방식)
	A	B	C	부가축의 이동명령
	I	J	K	원호 시점에서 중심까지의 벡터량
		R		원호 반경
이송기능		F,E		이송속도, 나사의리드
보조기능		M		기계측 ON/OFF제어
주축기능		S		주축속도
공구기능		T		공구번호 및 보정번호
휴지		X,U,P		정지(Dwell)시간
프로그램 번호지정		P		보조프로그램 호출번호
전개번호 지정		P,Q		복합형 고정사이클에서 시작과 종료의 시퀀스번호
반복횟수		L		보조프로그램의 반복 횟수
매개변수		D,I,K		주기에서의 파라미터(절입량, 횟수등)

(2) 수치(Data)

아라비아 숫자 0 ~ 9까지 이루어진 부분을 말한다. 좌표치 주소에 사용되는 최소 지령단위는 0.001mm까지 표시할 수 있다. 소수점은 거리, 시간 및 속도의 단위를 가지는 지령값에 사용할 수 있고, 지령할 수 있는 어드레스(Address)는 X, Y, Z, U, V, W, A, B, C, I, J ,K, R, F이다.

▶ 소수점 입력에는 전탁형 소수점 입력과 통상의 소수점 입력이 있다.

프로그램 지령에서 소수점을 지령하지 않는 경우, 전탁형 소수점 입력에서 지령값 단위는 mm, inch 또는 deg가 되고, 통상 소수점 입력에서 지령값 단위는 최소 설정 단위가 된다. 소수점 입력으로 할 것인가를 파리미터로 설정 한다.

〈표 5〉 전탁형 소수점 입력과 통상의 소수점 입력의 비교

프로그램 지령	전탁형 소수점입력	통상의 소수점입력
X1000 소수점이 없는 지령값	1000mm 단위는 mm	1mm 단위는 최소 설정단위(0.001mm)
X1000.0 소수점이 있는 지령값	1000mm 단위는 mm	1000mm 단위는 mm

▶ 수치(Data)사용 예) G40(2자리수)
T0505(4자리수)
X55.8795 Z100.567 - (소수점이하 3자리수)

▶ 소수점 사용 예) X75. = 75 mm(X축으로 75mm이동)
X750 = 0.75 mm
(최소지령단위가 0.001mm이므로 소수점이 없으면 뒤쪽에서 3번째 소수점이 있는 것으로 간주한다.)
X52.03 = 50.03mm
M03. - 알람 발생(소수점사용 불가)

▶ 리딩(Leading zero)와 트레일링 제로(Trailing zero)의 생략

어드레스 다음의 처음의 숫자가 '0' 인 것을 리딩(Leading zero)라 하며, 좌표값에서 소수점 아래 마지막이 '0' 인 것을 트레일링 제로(Trailing zero)라 한다. 이 두 '0' 은 프로그램을 간단히 하기 위하여 생략이 가능하다.

예) (리딩제로) G00, G01, G02 -------- G0, G1, G2
M00, M03, M05 ------ M0, M3, M5
T0100, T0500 ------ T100, T500
(트레일링제로) X234.560 → X234.56

(3) 단어(Word)

NC프로그램의 기본 단위이며, 주소(address)와 수치(data)구성되며, 주소는 알파벳(A ~ Z)중 1개를 사용하고, 주소 다음에는 수치를 지령 한다.

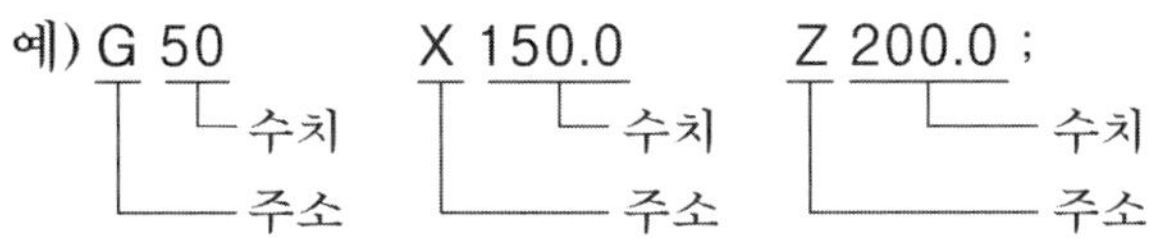

[그림 26] Word의 예

(4) 블록(Block)

몇 개의 단어(word)가 모인 한 개의 지령단위를 블록(block) 이라하며, 하나의 블록은 EOB(End Of Block)으로 구분되며(ISO 코드에서는 LF이고, EIA 코드에서는 CR로 구분한다) " ; " 로 표시한다.

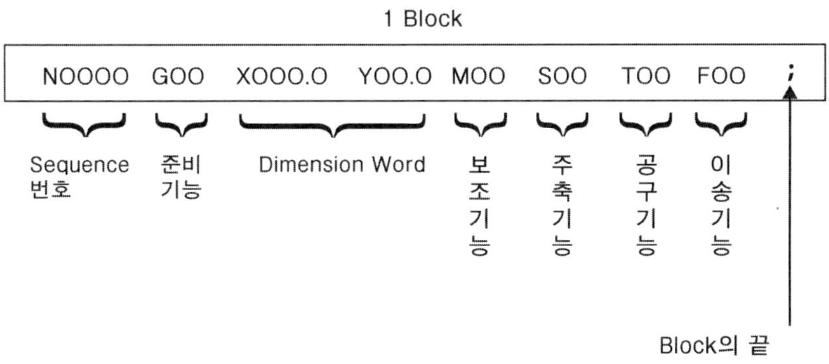

[그림 27] 블록의 구성

▶ Optional Block Skip(블록 선택 도약)

가공에 불필요한 블록(또는 워드)을 선택하여 수행치 않도록 하는 기능

블록의 처음이 빗금(/)으로 시작되는 블록은 CNC 조작판의 스킵(skip)기능 스위치가 켜져 있을 때 그 블록은 수행하지 않고 건너뛴다. 블록의 중간에 빗금이 있을 때

는 그 뒷부분만 수행하지 않는다.

/N1234 G01 X10. Z50. ;　　　　N120 G00 X30. / Z0 M08 ;
|←무시되는 범위 →|　　　　　　　　|←무시되는 범위 →|

2-8-4 주소(Address)의 주요기능

(1) 프로그램번호(O)

CNC기계 장치에 등록된 여러 개의 프로그램을 다른 프로그램과 구별하기 위하여 프로그램 선두에 주소(address) “O” 다음에 4자리수의 수치로 프로그램 번호를 붙인다.

ISO코드 일때 O 대신에 : (colon)를 사용할 수 있다. 프로그램 선두에 프로그램 번호가 없는 경우 그 프로그램 선두의 시퀀스번호(N__)가 프로그램 번호로 대용된다.

예) O □□□□ (1~9999까지 이다)

보통 프로그램의 선두에 EOB(;), 이어서 프로그램 번호가 있고 프로그램의 마지막에 M02 또는 M03으로 끝나며, 보조 프로그램의 경우는 M99로 끝난다.

(2)전개번호(N : Sequence number)

블록의 번호를 지령하는 것으로, 주소 “N”으로 표시하며 N 다음에 5자리 이내의 수치로 전개번호를 붙일 수 있다. 전개번호의 순서는 임의의 어떤 것을 사용해도 상관이 없다. 모든 블록에 붙이거나 또는 프로그램의 요소요소에 붙여도 상관없다. 일반적으로 가공순서에 따라 전개번호가 낮은 것부터 순서대로 프로그램의 요소에 붙여두면 편리하다. 전개번호는 NC장치에 영향을 주지 않기 때문에 매 블록마다 지정하지 않아도 프로그램의 수행에는 지장이 없으나, CNC선반에서의 복합 반복사이클을 사용할 때에는 반드시 전개번호가 필요하다.

예) N0001 O0001;
N0002 G50 X150. Z200. S1500 T0100;
N0003 G96 S150 M03;

```
N0004 G00 X52. Z0. T0101 M08;
N0005 G01 X-1.6 F0.2;
N0006       X30.;
```

(3) 준비기능(G : Preparation function)

준비기능은 주소 G 다음에 2자리 숫자를 붙여 지령하고 제어장치의 기능을 동작하기 위한 준비를 하는 기능이다. G코드의 종류와 기능 및 지령방법은 KS B 4206에 규정되어 있으며 다음과 같이 2가지 기능이 있다.

〈표 6〉 준비기능의 구분

구 분	의 미	구 별
1회 유효 G코드 (one shot G code)	지령된 블록에 한해서 유효한 기능	"00" 그룹
연속유효 G코드 (modal G코드)	동일그룹의 다른 G코드가 나올 때까지 유효한 기능	"00" 이외의 그룹

예) one shot G code와 modal G코드의 사용 방법

G01 X30. F0.25 ; Z-20. ; X45.. ;	이 범위에서는 G01 유효
G00 X52. ;	G00 유효(모달 G코드)
G04 X1. ;	G04 지령한 블록에서만 유효(one shot G code)
X150. Z200. ;	G00을 지령하지 않아도 G00상태

(4) 주축기능(S : spindle speed function)

절삭속도란 가공물과 절삭공구 사이에 발생하는 상대적 속도이며, 단위시간에 가공물이 인선을 통과한 거리(m)로 나타낸다. 일정한 절삭속도는 회전수를 조절함으로서 가능하다.

절삭속도 V를 나타내는 식은

$$V = \frac{\pi DN}{1000}(m/\min)$$

D : 지름(mm), CNC선반의 경우 공작물의 지름
머시닝센터의 경우는 공구의 지름으로 나타낸다.
N : 회전수(rpm)(1분 동안 회전하는 수)
V : 절삭속도(m/min)

주축의 회전수를 지령하는 기능으로, 주소(address) "S"에 연속되는 수치를 지령하여 주축의 회전속도를 제어하며, 한 블록(block) 한 개의 S 코드를 지령할 수 있다. 주축속도일정제어(G96), 주축회전수 일정제어(G97) 및 주축 최고회전수 설정(G50)과 함께 지령한다. CNC 선반에서는 가공물의 X좌표의 위치(지름정보)를 CNC 장치에 제공할 수 있으므로 G96을 사용하며 X위치에 따라 회전수가 변하며, 머시닝센터에서는 사용공구의 지름정보를 제공할 수 없으므로 사용공구에 적합한 주축회전수를 계산하여 G97에 지령한다.

▶ 지령 예

G50 S3000 - 주축의 최고회전수는 3000rpm이다.
G96 S150 M03 - 절삭속도(V)가 150m/min가 되도록 가공물의 직경에 따라 주축의 회전수가 변한다.
G97 S2000 M03 - 주축은 2000rpm으로 회전한다.
(G96에서 최고회전수보다 높은 회전수를 요구하더라도 주축에서 최고회전수로 대체된다)

예제) 아래와 같은 CNC선반 프로그램에서 Φ52와 Φ30에서의 주축 회전수를 구하라.

```
G28 U0. W0.;
G50 X150. Z200. S1500 T0100;
G96 S150 M03;
G00 X52. Z0. T0101 M08;
G01 X30. F0.2;
```

(풀이) ① $\varPhi$52일때

$$N=\frac{1000V}{\pi D}=\frac{1000\times 150}{3.14\times 52}=918rpm$$

② $\varPhi$30일때

$$N=\frac{1000V}{\pi D}=\frac{1000\times 150}{3.14\times 30}=1592rpm$$

※ 주축 회전수가 1592rpm이나 주축최고회전수가 1500rpm으로 설정 되어 있기 때문에 1500rpm으로 대체된다.

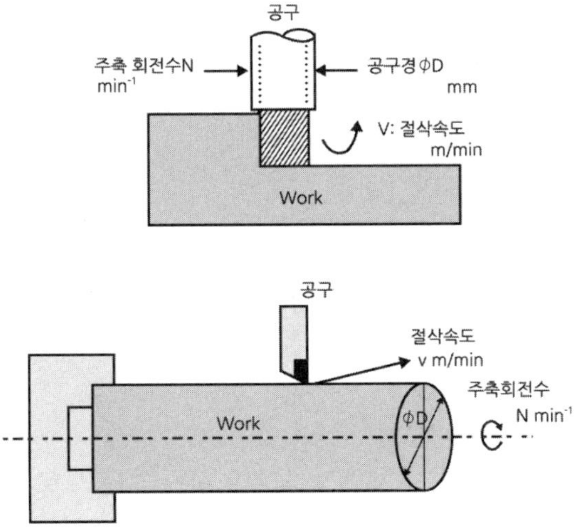

[그림 28] 머시닝센터와 CNC선반에서의 절삭속도

(4) 이송기능(F : feed function)

이송운동의 속도를 이송속도라 하며, 이송속도를 지령하는 기능은 주소(address) "F"에 수치를 사용하며, 절삭공구와 가공물사이에 가로방향(절삭방향에 대하여)의 상대운동의 크기를 의미한다. CNC선반이나 드릴에서는 주축(spindle) 1회전당 이송(mm/rev)으로 표시하며, 머시닝센터에서는 절삭공구 또는 가공물이 1분당 이송(mm/min)으로 표시한다.

일반적으로 전원을 공급할 때 CNC선반은 회전당이송, 머시닝센터는 분당이송을 초기설정하여 사용한다.

〈표 7〉 CNC선반과 머시닝센터의 회전당과 분당이송

CNC선반		머시닝센터(★ : 전원 투입시 설정 값)	
G98	분당이송(mm/min)	★ G94	분당이송(mm/min)
★ G99	회전당이송(mm/rev)	G95	회전당이송(mm/rev)

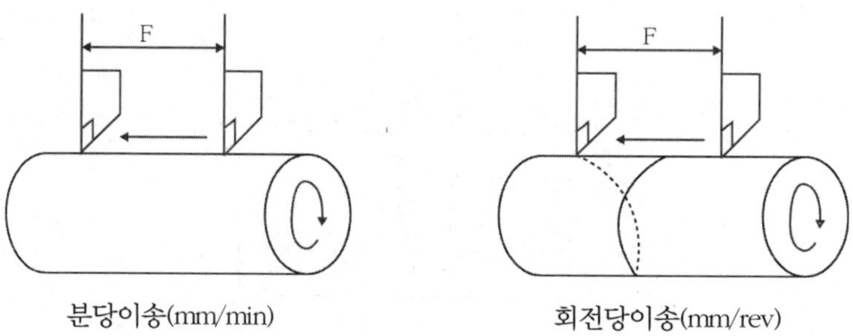

[그림 29] 절삭이송

(5) 공구기능(T : tool function)

공구기능에 의해 공구교환과 공구보정을 지령하는 기능으로 주소(address) "T"로 나타내며, CNC선반에서는 앞의 2자리는 공구선택번호, 뒤의 2자리는 공구보정번호이다. 머시닝센터에서는 공구선택번호와 공구교환(M06)지령을 함께 사용한다.

▶ CNC선반의 경우

T□ □ ▲▲

□ □ : 공구선택번호
▲▲ : 공구 보정번호

예) G50 X150. Z200. S1500 T0100; ----- 1번공구 선택(가공준비)
G96 S150 M03;
G00 X52. Z0. T0101 M08; ------ 1번공구에 1번 보정(가공시작)
G01 X-1.6 F0.2
-
-
-
G00 X150. Z200. T0T00; ------ 1번 공구의 공구보정을 취소(가공완료)

▶ 머시닝센터의 경우
T□ □M06 - □ □번 공구선택하여 교환

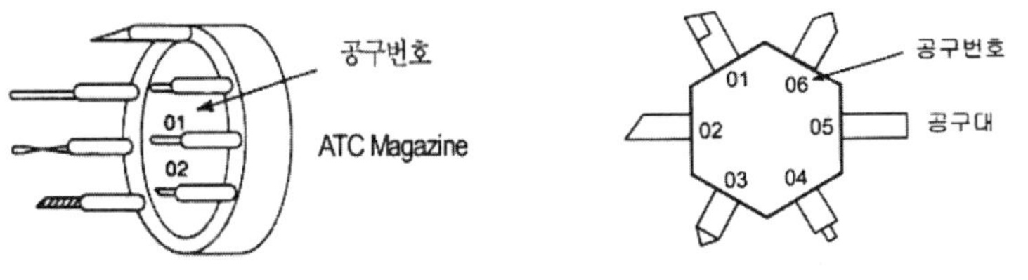

[그림 30] 각종 가공에 사용하는 공구

(6) 보조기능(M : Miscellaneous function)

주축의 시동·정지나 프로그램의 종료 등을 지령하는 보조 기능은 주소(address) “M”에 연속되는 두자리 숫자로 지령하며, 기계측의 ON/OFF를 제어하는 기능이다.

통상 한 블록에 하나의 보조기능이 유효하지만 두 개가 지령되면 뒤에 지령된 보조기능이 유효하다. 최근에는 CNC장치에서 파라미터 설정으로 한 블록에 3개 까지 보조기능(M)지령이 가능하다.

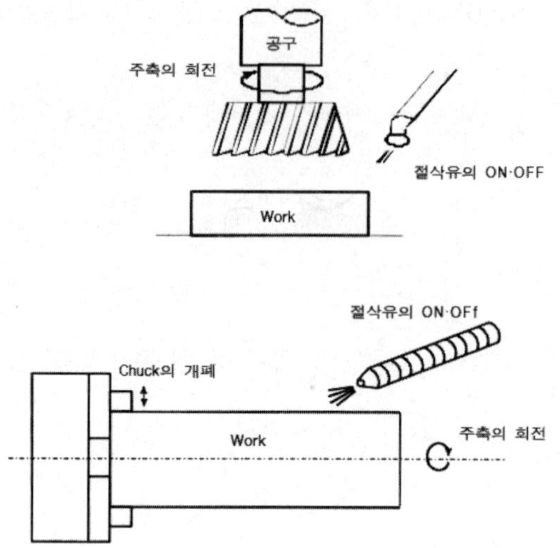

[그림 31] 보조기능

▶ 프로그램부의 구성요소

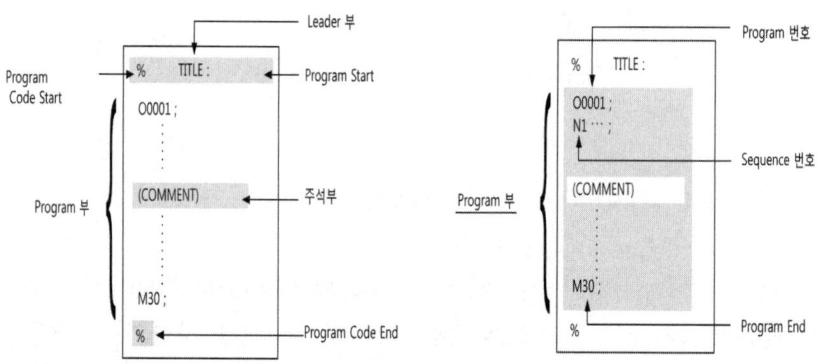

[그림 32] 프로그램부의 구성요소

프로그램은 다음의 구성요소로 구성되어 있다.

① 프로그램 code 시작
프로그램 파일의 선두를 표시하는 기호(ISO code : %, EIA code : ER)로 나타낸다.
② 리더(Leader)부
프로그램 파일상에서 프로그램 시작보다 앞에 입력되어 있는 data를 리더(Leader)부 라고 부른다. 리더부에는 일반적으로 파일의 표제 등을 입력하여 놓는다.
③ 프로그램 시작
리더(Leader)부 바로 직후 즉, 프로그램부 직전에 입력한다. 이것은 프로그램의 개시를 의미한다.(ISO code : LF, EIA code : CR)로 표시하나 여기 프로그램에서는 " ; " 로 표시한다.
④ 프로그램 부: 실제가공을 지령하는 정보
⑤ 주석부
control out(주석부 개시)과 control in(주석부 종료)의 code사이에 입력된 정보를 모두 주석이라고 한다. 주석부에는 임의의 code를 사용하여 제목, comment, operator 로의 지시 등을 기술하는 것이 가능하다. [ISO code : (→ control out,) → control in)]
⑥ 프로그램 code 종료
NC의 프로그램이 들어가 있는 파일의 종료를 표시하는 기호(ISO code : %, EIA code : ER) 마지막에 M02, M30가 없고 %로 실행하면 알람이 발생한다.

03 CNC프로그래밍

3-1 CNC선반의 구조

2축의 제어를 기본으로 하는 CNC선반은 일반적으로 구동모터, 주축대, 유압척, 공구대, 심압대, X와 Z축의 서보기구, 조작반, CNC제어장치, 강전제어반으로 구성되어 있다. 그러나 제작회사에 따라 CNC장치의 종류, 배열상태, 주축대 및 공구대의 구조와 형태가 다르게 구성되기도 한다. 그림은 일반적으로 사용되는 CNC선반의 구조이다.

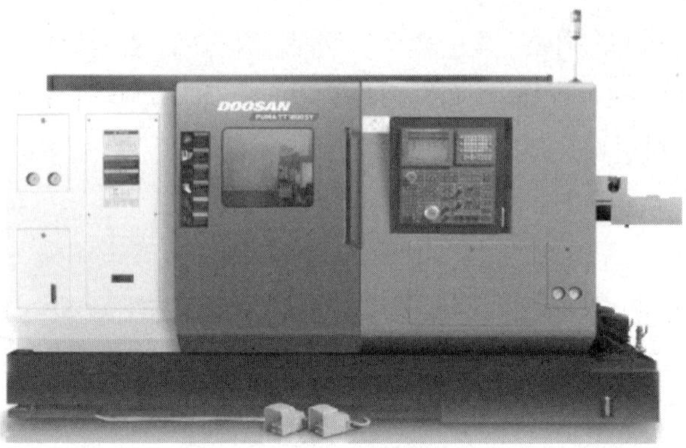

[그림 33] CNC선반

가. 주축대

가공물을 고정하고 회전시켜 준다. 척은 특수용도의 척과 연동척이 있으며, 유압으로 작동되고, 하드 조(hard jaw)와 소프트 조(soft jaw)로 되어있다. 연질의 소프트 조는 보통 가공(성형)하여 사용한다.

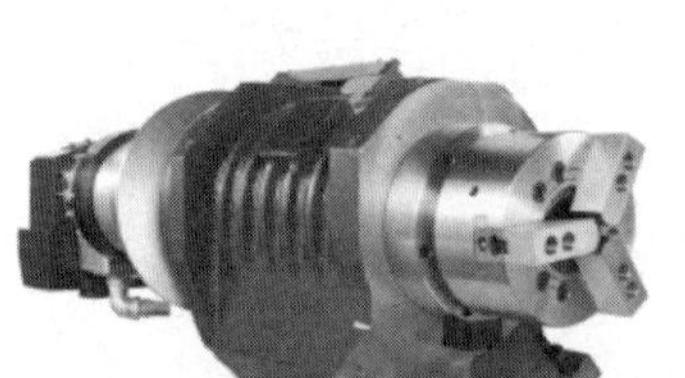

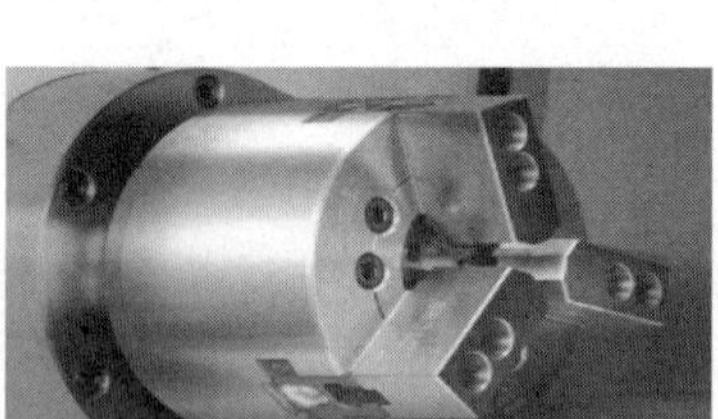

[그림 34] 주축대 및 유압 척

나. 공구대

일반적으로 드럼형(drum type) 터릿(turret) 공구대가 많이 사용되며, 가장 빨리 공구를 선택할 수 있도록 근접회전 방식을 선택하고 있다.

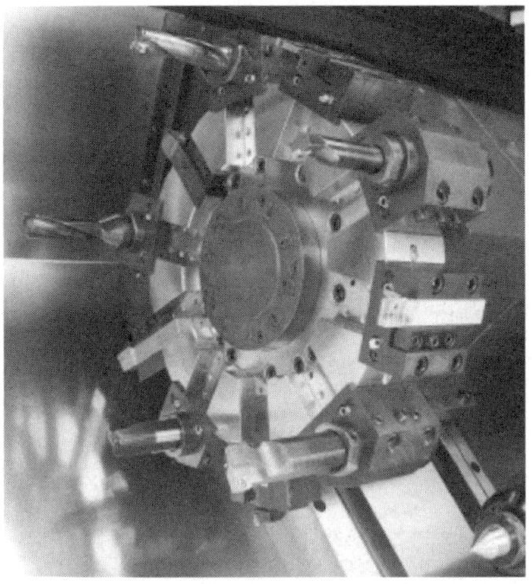

[그림 35] 드럼형 터릿 공구대

다. 심압대

긴 공작물의 떨림 방지 및 저속 강력 절삭시 공작물 지지에 사용한다.

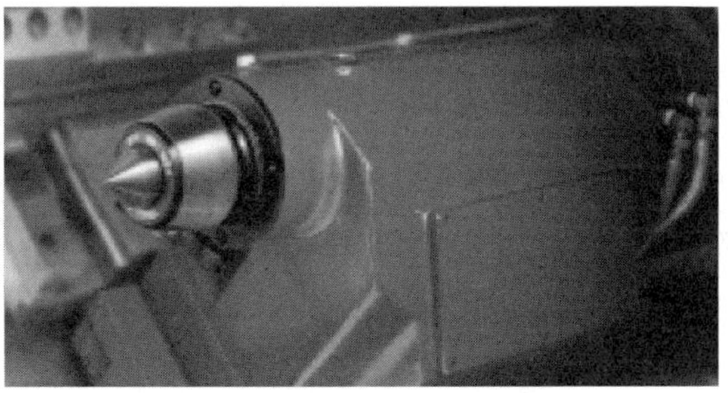

[그림 36] 심압대

라. 조작판넬

선반의 정면에 있고, 기계를 움직이고 프로그램 등을 입력·수정할 수 있는 여러 개의 키로 구성되어 있으며, 최근의 조작 판넬은 작게 만들기 위하여 기계조작반도 소프트 방식을 취하고 있다.

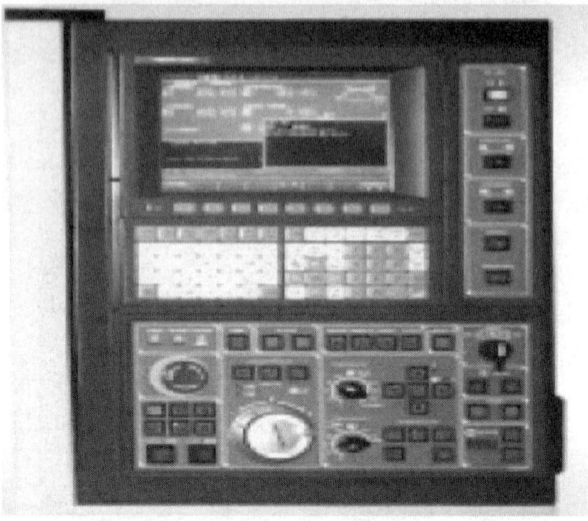

[그림 37] 조작 판넬

마. 서보기구(Servo-mechanism)

서보기구는 기계를 직접 움직일 수 있는 구동모터로, 초기에는 DC 서보모터가 널리 사용되었으나, 최근에는 유지비가 적게 드는 AC 서보모터가 널리 사용된다.

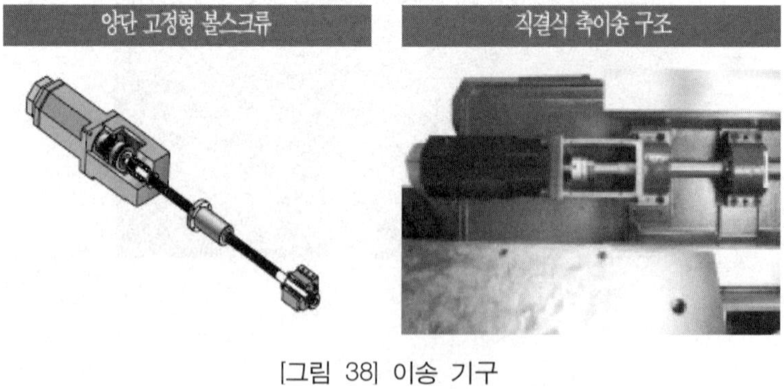

[그림 38] 이송 기구

바. 전기장치

대부분 공작기계의 뒤에 붙어 있으며, 전기회로 및 강전반으로 구성되어 있다.

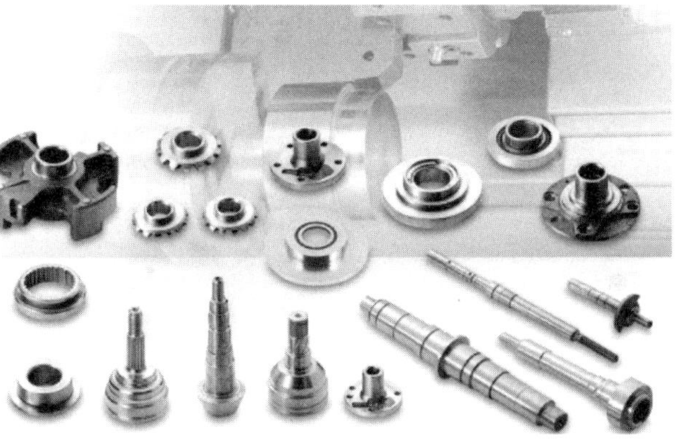

[그림 39] CNC선반을 이용한 각종 가공품

3-1-1 CNC선반의 절삭조건

가. 칩의 기본형태

칩의 형태는 절삭공구의 형상, 피삭재의 재질, 절삭속도, 절삭깊이, 이송 등에 따라서 결정되며 일반적으로 다음과 같이 나눌 수 있다.

① 유동형 칩(flow type chip)

② 전단형 칩(shear type chip)

③ 균열형 칩(crack type chip)

④ 열단(긁기)형 칩(tear type chip)

나. 절삭비

유동형의 절삭에서 재료의 절삭상태가 좋을 때는 칩은 길게 되고, 두께는 얇게 된다. 이것은 금속의 절삭만이 아니고 다른 재료의 절삭에서도 같다. 따라서 절삭비는 피삭 재료의 절삭 정도가 좋은지, 나쁜지를 판단하는 기준이다.

t1 = 절삭두께 mm, t2 = 칩 두께 mm로 하면 절삭(rc)은 다음과 같다.

$$r_c = \frac{t1}{t2} = \frac{\text{절삭두께}}{\text{칩두께}}$$

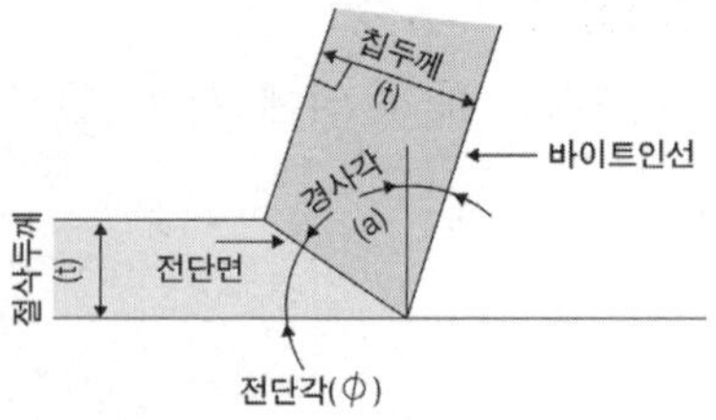

[그림 40] 차원 절삭면의 절삭비

다. 절삭저항

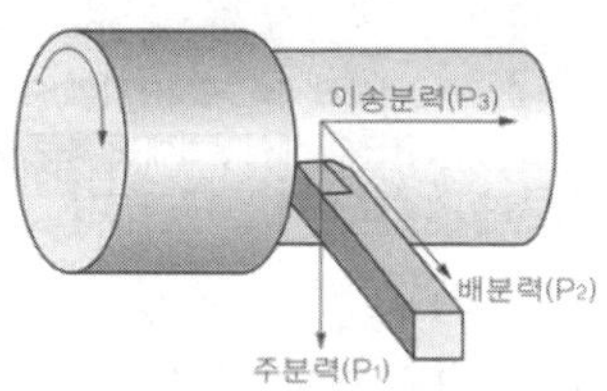

[그림 41] 절삭저항

공구를 이용하여 공작물을 절삭한다는 것은 공작물에 소성변형을 주어 공작물 표면에서 칩을 분리시키는 것이다. 이 때 공구는 공작물로부터 큰 저항을 받는데 이것이 절삭저항이다. 선반에 있어서 절삭저항은 주분력, 배분력, 이송분력(횡분력)으로 나누어진다.

(1) 주분력

절삭방향과 평행한 분력을 말하며 공구의 절삭방향과 반대방향으로 작용한다. 배분력, 이송분력보다 현저히 크며 공구수명과 관계가 깊다.

(2) 배분력

절삭깊이에 반대방향으로 작용하는 분력이며, 주분력에 비해 매우 작지만 바이트가 파손되는 순간은 현저히 크다.

(3) 이송분력

이송방향과 반대방향으로 작용하는 분력으로 횡분력이라고 한다.

라. 절삭 조건

가공물의 재질과 작업의 종류에 따른 일반적인 절삭조건은 절삭공구의 재질에 적합한 공구의 형상, 절삭속도, 이송속도, 절삭깊이, 절삭유의 종류와 사용유무 등이 있으며, 이 절삭조건을 최적으로 선정하여야 능률을 높일 수 있다. 이들의 최적조건은 공구재료 제작회사에서 추천하는 값을 사용하는 것이 일반적이다.

(1) 절삭속도(Cutting speed, Velocity)

절삭속도란 가공물과 절삭공구 사이에 발생하는 상대속도를 말하며, 1분 동안에 공구인선이 가공물을 통과하는 거리를 m의 단위로 표시한다.

회전체의 경우 절삭속도(V)는 다음과 같다.

$$V = \frac{\pi DN}{1000}(m/\min)$$

여기서, D = 가공물 또는 공구의 지름(mm)
N = 회전수(rpm)

예제) Φ50mm SM45C 재질의 가공물을 초경합금 바이트를 이용하여 CNC선반에서 작업할 때 추천된 절삭속도가 120m/min이라면 스핀들의 회전수를 얼마로 지령하여야 하는가?

풀이) $N = \frac{1000\,V}{\pi D} = \frac{1{,}000 \times 120}{3.14 \times 50} = 764(rpm)$

(2) 절삭깊이(Depth of cut)

절삭깊이는 공구로 가공물을 절삭할 때 가공하는 방향에 수직으로 측정한 깊이를 말하며 절입량이라고 부른다.

(3) 이송속도(Feed speed)

이송속도는 공구와 가공물 사이의 가로방향의 상대운동의 크기를 말하며, 날이 하나인 바이트를 사용하는 CNC선반의 경우에는 가공물이 1회전할 때 공구의 가로방향이송 즉, 회전당 이송(mm/rev)을 주로 사용하며, 날이 2개 이상의 공구인 커터를 사용하는 머시닝센터의 경우에는 분당이송(mm/min)을 주로 사용한다.

(4) 절삭유

절삭을 할 때 가공면과 공구 사이에는 마찰과 칩의 전단작용에 의해 온도가 상승하여 절삭에 악영향을 준다. 이 악영향을 방지하기 위하여 절삭유를 사용하며, 절삭유는 공구와 가공물의 냉각, 공구 상면과 칩의 흐름 사이에 윤활, 가공 칩을 제거하는 세척 작용 등 3가지의 대표적인 작용을 한다. 절삭유를 사용하면 다음과 같은 장점을 가져올 수 있다.

① 공구의 인선을 냉각시켜 공구의 수명이 연장된다.
② 공구와 가공물 사이에 마찰이 감소하여 절삭저항이 감소한다.
③ 가공물의 냉각으로 열에 의한 변형이 적어 치수 정밀도를 높여 준다.
④ 칩제거를 원활이 하여 칩이 절삭을 방해하지 않도록 함으로서 절삭 능률을 높여 준다.

절삭유의 종류에는 냉각성이 우수한 수용성 절삭유와 윤활성이 우수한 불수용성 절삭유가 있다. 일반적으로 CNC선반에는 수용성 절삭유 W1종을 사용하며 20배의 물에 희석하여 사용한다.

마. CNC선반 공구

CNC선반을 보다 효율적으로 이용하려면 최적의 CNC프로그램 작성, 적합한 공구 선정, 최적의 절삭조건을 선택하는 것이 매우 중요하다.

(1) 절삭공구 선정

CNC선반에 사용하는 공구는 규격화되어 공구관리가 용이하고, 마모 및 파손으로 인하여 공구를 교환할 때에 소요시간을 줄일 수 있는 드로우웨이(throw away)타입의 공구가 유리하다. 공구를 선정할 때에는 공작물의 형상과 가공부위에 적합하며, 제품의 요구 정밀도를 얻을 수 있는 홀더의 형상과 크기 및 공구의 재종을 선정하여야 하며 다음과 같은 점을 고려하여 선정한다.

① 절삭력에 충분히 견딜 수 있는 홀더의 크기와 형상을 선정한다.

② 제품의 요구 정밀도를 얻을 수 있는 인서트 팁의 형상과 규격을 선정한다.

③ 가공물의 재료에 적합한 인서트 팁의 재종을 선정한다.

④ 가공물에 적합한 칩 브레이커의 형상을 선정한다.

(2) 절삭공구 재료

최적의 공구 재종을 선택하기 위해서는 피삭재의 종류, 형상, 절삭조건 등을 먼저 고려하여야 하며, 인서트의 형상 및 가공 기계의 상태 등도 고려되어야 한다. 최근 많이 사용되고 있는 공구 재료에는 다음과 같은 것이 있다.

① 초경합금

초경합금은 주성분인 탄화텅스텐(WC)에 티타늄(Ti), 탄탈(Ta)등의 탄화물 분말을 Co 또는 Ni분말과 혼합하여 1400℃이상의 고온에서 압축 성형하여 소결(sintering)시킨 합금이다. 초경합금의 특징은 경도가 높고, 고온에서도 경도 저하 폭이 크지 않으며, 압축강도가 강에 비하여 월등히 높은 특성을 갖는다.

절삭용도의 재종에는 강 절삭용인 P계열, 주철절삭용 K계열, 강 및 내열강, 특수주철 절삭용인 M계열이 있으며, 초미립자 초경재종으로 저속절삭에 인성이 요구되는 곳에 사용되는 UF계열도 있다.

② 코티드 초경합금

코티드 초경합급은 초경합금의 모재에 TiC, TiN, TiCN, Al2O3등을 코팅한 것으로, 최근에는 초경합금 및 서멧뿐만 아니라 고속도강에도 코팅하여 사용함으로써 용도가 더욱 넓어지고 있다. 코팅하는 방법에는 CVD(Chemical Vapor Deposition : 화학적 증착법)와 PVD(Physical Vapor Deposition : 물리적 증착법) 의 두가지가 있다.

CVD법은 모재 위에 기체를 고온에서 화학반응시켜 TiC, TiN, Al2O3등을 코팅하는 방법이고, PVD법은 모재 위에 기화된 원자를 물리적으로 가속시켜 TiCN등을 진공상태의 낮은 온도에서 증착하는 것이다.

③ 서멧(Cermet)

서멧은 세라믹스와 금속의 합성어로, TiC를 주체로 하고 TiN, TiCN등의 탄화물을 초미립화하여 소결시킨 합금을 말한다. 경도가 높은 반면 항절력이 매우 낮아서 초경합금에 비하여 내마모성은 우수하나 결손(chipping)이 쉽게 발생한다. 고온특성은 초경합금과 세라믹의 중간적 성질을 나타내고 있다.

④ 세라믹(Cermic)

세라믹은 고순도 초미립의 세라믹 원료(Al2O3, Si3n4)를 주성분으로 하여 ZrO3, TiC 등을 첨가하여 정밀하게 제어된 공정을 거쳐 만든 제품으로, 다이아몬드와 CBN 다음가는 경도와 내열성 및 내마모성이 우수하여 난삭재의 가공 및 고속가공에 적합하다. 그러나 인성이 작아서 날끝이 결손되기 쉬운 단점이 있다.

⑤ CBN

CBN이란 Cubic Boron Nitride의 약자로 우리말로 하면 "입방정 질화붕소" 라고 불리는 신소재이다. 이 소재는 결정구조가 다이아몬드와 유사하며 다이아몬드 다음으로 매우 단단한 물질이다. 이 소재로 공구를 제작하여 사용하면 경도 HRC50 ~ 60의 열처리된 금형강도 고속으로 쉽게 가공할 수 있다. 경화 열처리된 강의 절삭가공과 높은 치수정밀도 및 면조도가 필요한 가공 또는 연삭가공을 생략하고 절삭가공으로 마무리 작업을 할 때 적합하다.

⑥ 다이아몬드

다이아몬드는 사용되는 공구재료 중 가장 단단한 물질로, 절삭이 곤란한 고경도 재질의 다듬가공에 사용된다. 그러나 값이 고가이며, 결손의 위험이 높고, 연마가 어려운 결점도 있다. 비철금속 및 비금속의 고속 다듬 가공에 주로 사용한다.

(3) 공구홀더의 규격선정

절삭 과정에서 절삭공구에 절삭력이 걸리면 외팔보와 같이 처짐이 발생하므로 절삭력에 충분히 견딜 수 있는 홀더의 크기와 형상이 필요하다. 공구홀더를 선정할 때에는 공구홀더의 규격을 참고하여 가공부위에 적합한 것을 선정한다.

(4) 인서트 팁의 규격선정

인서트 팁의 모양은 공구홀더에 적합한 것을 선정하여야 하며, 또한 가공물의 재료와 절삭조건에 적합한 팁의 재종과 칩 브레이커의 형상을 선정하고, 요구하는 정밀도를 얻을 수 있도록 인선 반지름의 크기를 선정하여야 한다. 인서트 팁을 선정할 때에는 일반적으로 다음과 같은 사항을 고려해야 한다.

① 인서트 팁의 코너각이 클수록 강도가 크므로 가능한 한 코너각이 큰 인서트를 선정한다.

② 인서트의 크기는 절삭이 가능한 범위 내에서 최소의 크기로 하고, 최대 절삭깊이는 인선길이의 1/2정도를 유지하는 것이 좋다.

③ 공구의 인선 반지름이 커지면 강도, 공구수명, 표면조도가 향상되므로 가능한 한 인선 반지름이 큰 것이 좋다. 그러나 절삭저항이 상대적으로 증가하여 떨림이 발생하기 때문에 주의하여야 한다.

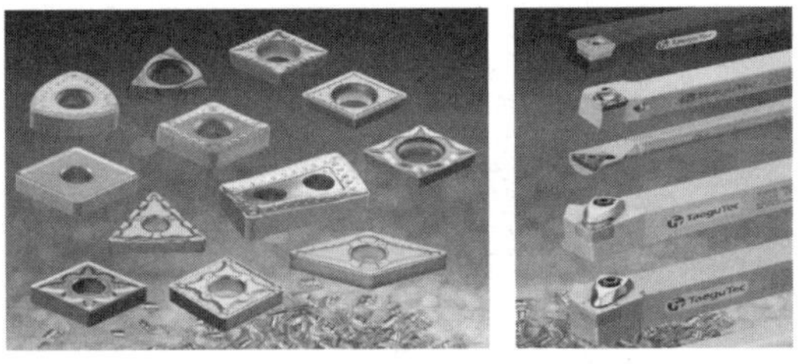

[그림 42] 인서트 팁과 공구홀더

3-2 CNC선반 프로그래밍

3-2-1 프로그램 원점과 좌표계 설정

가. 프로그램 원점

CNC선반에서 가공하는 부품은 주로 원통형상의 회전체이므로 프로그램의 원점 주로 양끝단의 중심을 기준으로 정하는 것이 일반적이다.

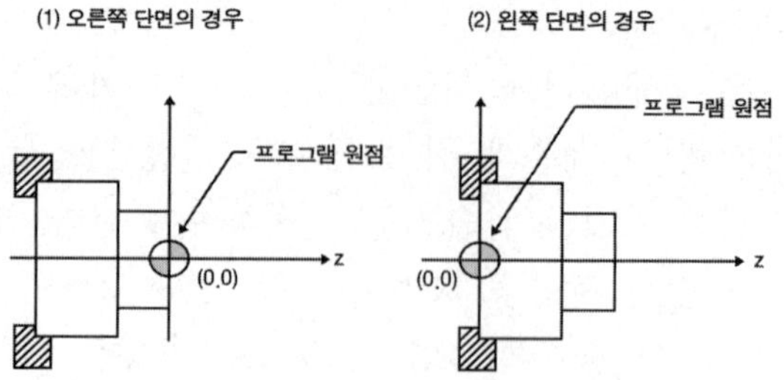

[그림 43] 프로그램 원점 설정

나. 좌표계 설정 및 주축 최고회전수 설정(G50)

▶ 지령형식

```
G50 X_ Z_ S_ ;
```

오른손 좌표계를 토대로 기계좌표계를 설정하며, 축(axis)의 구분은 주축 방향과 평행한 축이 Z축이고, Z축과 직교하는 축이 X축이다. 그리고 Z축의 기계원점 방향이 +(plus)방향이 된다. 좌표계 설정의미는 사용공구가 출발하는 임의의 위치를 시작점이라고 하며, 프로그램 원점과 시작점의 위치 관계를 NC기계에 알려주어 프로그램의 원점을 절대좌표의 원점(X0. Z0.)으로 설정하여 주는 것을 좌표계 설정이라고 한다. 일정한 회전수 이상 회전하지 않도록 제한해야 하는데 G50블록에 S값의 지령이 있으면 지령된 값 이상은 회전하지 않는다.

3-2-2 원점복귀

원점(reference)은 기계상의 어떤 특정위치로 공구를 용이하게 이동시킬 수 있는 점이며, 자동공구교환 위치 등으로 사용된다. 기계원점을 제1원점 이라고 하며, 이 기계원점으로부터 일정한 거리 값을 파라미터에 입력하여 3개까지 원점을 임의로 정하여 사용할 수 있다. 이 점들을 제2원점, 제3원점, 제4원점이라고 하며, 머시닝센터의 경우 제2원점을 공구 교환점으로 사용한다.

가. 자동원점(G28) 복귀

▶ 지령형식

G28 X(U)_ ZW)_ ;

X(U)_ ZW)_ : 중간 경유점의 위치

중간점 및 원점으로의 위치 결정은 각 축이 급속이송속도로 이동하므로 가공물과의 충돌을 피하기 위해 중간경유점을 증분지령(U, W)으로 지령하는 것이 좋다. G28블록에서 지령하지 않은 축은 원점 복귀하지 않는다.

예) G28 X40. ; 절대좌표의 원점에서 중간경유점 X40.만큼 이동 후 원점복귀
(X축만 원점 복귀한다.)
G28 U0. W0. ; 현재 위치를 경유하여 X축과 Z축이 원점복귀한다.

나. 원점복귀 체크(check)(G27)

▶ 지령형식

G27 X(U)_ ZW)_ ;

X(U)_ ZW)_ : 원점으로 돌아오도록 원점의 위치결정 지령(기계원점 좌표치)

원점복귀 체크는 원점으로 돌아오도록 작성된 프로그램이 올바르게 원점에 복귀했는지를 체크하는 기능이다. 축이 올바르게 원점에 복귀하면 그 축의 원점복귀 완료 램프가 점등된다. 원점에 도달하지 않은 경우에는 알람이 발생한다.

다. 원점에서의 이동(G29)

▶ 지령형식

G29 X(U)_ ZW)_ ;

X(U)_ ZW)_ : 중간 경유점의 위치(중간점은 바로 전에 지령된 G28, G30의 중간점)

G28, G30으로 원점복귀시킨 경우 원점복귀할 때에 지령한 중간경유점을 경유하여 G29에서 지령한 좌표값으로 위치 결정한다. 이 기능은 공구교환 후 필요한 위치로 이동 시킬때 사용한다.

라. 제2, 제3, 제4원점복귀(G30)

▶ 지령형식

```
G30 P_ X(U)_ ZW)_  ;
```

X(U)_ ZW)_ : 중간 경유점의 위치
P2, P3, P4 : 제2, 제3, 제4원점

P2, P3, P4는 제2, 제3, 제4원점이며, G28지령과 동일하게 지령한다(P를 생략하면 제2원점으로 자동 선택).

3-2-3 좌표값 지령 방법

공구의 이동량을 지령하는 방법에는 절대지령과 증분지령의 두 가지 방법이 있다. 절대(absolute)지령은 프로그램의 원점을 기준으로 공구 이동량의 종점위치 좌표값을 프로그램하는 방법이며, 증분(incremental 또는 relative)지령은 현재의 공구의 위치에서 공구이동량을 프로그램하는 방법이다. 또한 두가지 방법을 혼합하여 지령하는 혼합지령방식이 있다.

〈표 8〉 CNC선반과 머시닝센터의 절대 및 증분지령비교

구 분	CNC선반	머시닝센터
절대지령	X, Z	G90
증분지령	U, W	G91
혼합지령	X, W 또는 U, Z	-

가. 절대(absolute)지령

프로그램의 원점을 기준으로 공구 이동량의 종점위치 좌표값을 프로그램하는 방법

예) G00 X150. Z200. ;

나. 증분(incremental 또는 relative)지령

현재의 공구 위치에서 공구 이동량을 프로그램하는방법

예) G00 U20. W30. ;

다. 혼합지령

절대지령과 증분지령을 한 블록에 혼합하여 프로그램하는 방법

예) G00 X10. W20. ; 또는 G00 U10. Z20. ;

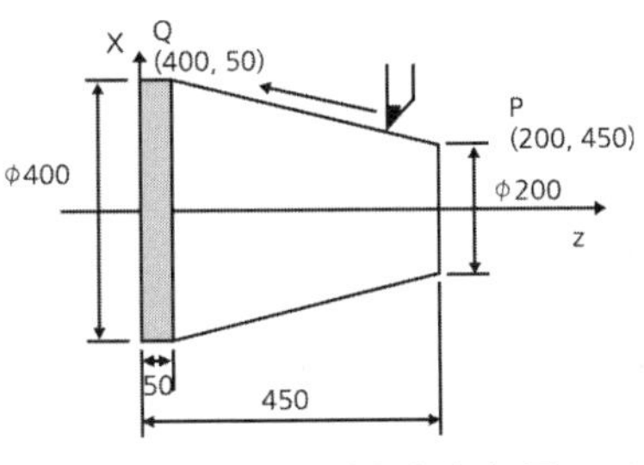

[그림 44] 절대지령과 증분지령의 프로그램 예

▶ 절대지령시 : G01 X400. Z50. ;

▶ 증분지령시 : U200. W-400. ;

3-2-4 inch/mm 절환(G20, G21)

▶ 지령형식

G20 ; 입력 Data의 단위는 inch G21 ; 입력 Data의 단위는 mm

입력 Data의 단위(최소설정단위)를 inch로 할지 mm로 할지를 G코드로 선택한다.

inch/mm 절환 G코드는 프로그램 선두에서 좌표계를 설정하기 전에 단독 블록으로 지령한다. inch/mm 절환 G코드가 지령되면 입력 Data의 단위는 설정단위 각각의 inch 또는 mm의 최소 단위가 된다. deg의 입력 Data의 단위는 deg로 바뀌지 않는다.

3-2-5 직경지령과 반경지령

CNC선반을 제어 대상으로 하는 CNC프로그램의 경우 가공물의 단면은 일반적으로 원이 된다. 그러므로 그 치수를 직경값 또는 반경값 두 가지 방법으로 지령할 수 있다. 직경지령과 반경지령은 파라미터로 선택한다. 프로그램은 특별한 경우가 없는 한 직경지령으로 프로그램한다.

가. 직경지령

직경지령은 X축 값으로 도면에 주어져 있는 직경 값을 입력한다.

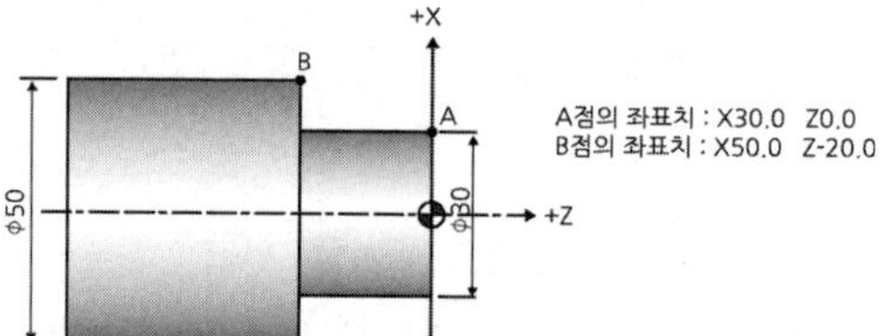

[그림 45] 직경 지령의 예

나. 반경지령

반경지령은 X축의 값을 공작물의 중심에서의 거리 즉, 반경값을 입력한다.

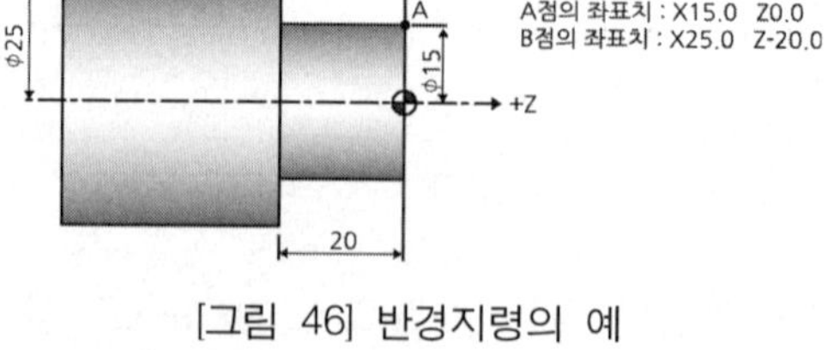

[그림 46] 반경지령의 예

3-2-6 프로그램 작성

가. 일반적인 프로그램의 순서

프로그램 내용	프로그램 설명
%	프로그램 코드 시작부
O1234 ;	프로그램 번호
G28 U0. W0. ;	기계원점 복귀(증분지령 안전 함)
G50 S1500 T0100 ;	주축 최고회전수 설정, 공구선택
G96 S150 M03 ;	절삭속도 및 주축 정회전지령
G42 G00 X50. Z5. T0101 M08 ;	가공 시작점으로 이동하면서 공구길이 보정 및 인선 R보정 개시, 절삭유 ON
GO1 Z-40. F0.2 ;	절삭 가공
- - -	- - -
G40 G00 X150. Z200. T0100 M09 ;	공구 교환점 복귀, 공구보정 및 인선R보정 취소 및 절삭유 OFF
M05 ;	주축 정지
M02 ;	프로그램 종료
%	프로그램 코드 종료부

▶ 프로그램에는 최적의 정답은 없으며, 제2원점은 최대한 공작물과 가까운 위치에 설정하여 위치 결정시간의 단축과 기계의 수명을 연장시켜야 하며, 공구 교환시에는 가능한 한 주축을 정지시키지 말고 프로그램의 마지막에 한번만 정지시켜 기계에 무리를 주지 않는 것이 좋다.

3-2-7 준비기능(G코드)와 보조기능(M코드) 일람표

가. 준비기능(G기능) 일람표

G - code 체계			그룹	기 능
A	B	C		
★G00	★G00	★G00	01	위치결정(급속이송)
G01	G01	G01		직선보간(절삭이송)
G02	G02	G02		원호보간 CW 또는 헬리컬보간 CW
G03	G03	G03		원호보간 CCW 또는 헬리컬보간 CCW
G04	G04	G04	00	휴지(Dwell)
G08	G08	G08		선행제어
G09	G09	G09		Exact stop
G10	G10	G10		프로그램 Data 입력
G11	G11	G11		프로그램 Data 입력 취소
G17	G17	G17	16	XY평면 선택
★G18	★G18	★G18		ZX평면 선택
G19	G19	G19		YZ평면 선택
G20	G20	G20	06	inch 데이터 입력
G21	G21	G21		mm 데이터 입력
★G22	★G22	★G22	09	내장 행정 체크기능 ON
G23	G23	G23		내장 행정 체크기능 OFF
G27	G27	G27	00	원점 복귀 체크
G28	G28	G28		원점으로 복귀
G29	G29	G29		원점으로부터 귀환
G30	G30	G30		제2, 제3, 제4원점 복귀
G32	G32	G32	01	나사절삭
G34	G34	G34		가변 Lead나사 절삭

G - code 체계			그룹	기 능
A	B	C		
★G40	★G40	★G40	07	인선 R보정 취소
G41	G41	G41		인선 R보정 좌측
G42	G42	G42		인선 R보정우측
G50	G92	G92	00	좌표계 설정 및 주축 최고회전수 설정
G65	G65	G65		Macro 호출
G66	G66	G66	12	Macro Modal호출
★G67	★G67	★G67		Macro Modal 호출 취소
G68	G68	G68	04	대향공구대 Mirror Image ON
★G69	★G69	★G69		대향공구대 Mirror Image OFF
G70	G70	G72	00	다듬 절삭 사이클
G71	G71	G73		내외경 황삭 사이클
G72	G72	G74		단면 황삭 사이클
G73	G73	G75		폐 Loop 절삭 사이클
G74	G74	G76		단면 Peck 절삭 사이클
G75	G75	G77		내외경 Peck Drilling 절삭 사이클
G76	G76	G78		복합형 나사 절삭 사이클
★G80	★G80	★G80	10	드릴용 고정사이클 Cancel
G81	G81	G81		Drill, Spot Drilling
G82	G82	G82		Drill, Counter Boring
G83	G83	G83		Peck Drill Cycle
G83.1	G83.1	G83.1		High Speed Peck Drill Cycle
G84	G84	G84		Tapping
G84.2	G84.2	G84.2		Rigid Tapping

G - code 체계			그룹	기 능
A	B	C		
G85	G85	G85	10	정면 Boring 사이클
G89	G89	G89		측면 Boring 사이클
G90	G90	G90	01	내외경 황삭 단일사이클
G92	G92	G92		단일 고정 나사사이클
G94	G94	G94		단면 황삭 사이클
G96	G96	G96	02	주속 일정 제어
★G97	★G97	★G97		주축 회전수 일정제어
G98	G94	G94	05	분당이송
★G99	★G95	★G95		회전당 이송
-	G98	G98	11	고정사이클 초기점 복귀
-	G99	G99		고정사이클 R점 복귀

주) ① A, B, C의 3종류의 G-code중 여기서는 A체계를 사용한다.
② ★ 표시기호는 전원투입시 ★표시기호의 기능상태입니다.
③ G-code 일람표에 없는 G-code를 지령하면 알람 발생(PS100)
④ G-code는 그룹이 서로 다르면 몇 개라도 동일 블록에 지령할 수 있다.
⑤ 동일그룹의 G-code를 동일 블록에 여러개 지령하면 마지막에 지령한 G-code가 유효한다.
⑥ G-code는 각각 그룹번호 별로 표시된다.

나. 보조기능(M기능) 일람표

M-Code	기 능	M-Code	기 능
M00	프로그램정지(Program Stop)	M09	절삭유OFF
M01	선택적 정지(Optional Stop)	M13	척 풀림
M02	프로그램 종료(Program End)	M14	심압대 스핀들 전진
M03	주축 정회전	M15	심압대 스핀들 후진
M04	주축 역회전	M17	머신 로크
M05	주축 정지	M18	머신 로크 취소
M07	고압 절삭유 ON	M30	프로그램 종료 & 첫 머리로 되돌아감 (Program End & Rewind)
M08	절삭유 ON		

다. 서브 및 메인 프로그램 호출

M-Code	기 능	
M98	Sub Program 호출 M98 P □□□□ △△△△	P □□□□ : 반복회수(생략하면 1회) △△△△ : 보조프로그램 번호
	Sub Program 호출 M98 P □□□□ L△△△△	P □□□□ : 보조프로그램 번호 △△△△ : 반복회수(생략하면 1회)
M99	Main Program 호출 (Sub Program 종료) M99 P □□□□	P □□□□ : 분기하고자 하는 전개번호

3-2-8 보간 기능

보간기능은 축의 이동(즉, 공작물 또는 테이블에 대한 공구의 이동)방법을 지령하는 것이다.

가. 급속 위치결정(G00)

절대지령일 때는 공작물좌표계의 지령된 점으로, 증분지령일 때는 현재 위치에서 지령된 값만큼 떨어진 점으로 공구가 급속이송속도로 이동한다.

▶ 지령형식

```
G00 X(U)_ Z(W)_ ;
```

X(U)_ Z(W)_ : 절대지령일 때 공구이동의 종점 좌표
증분지령일 때 공구의 이동량

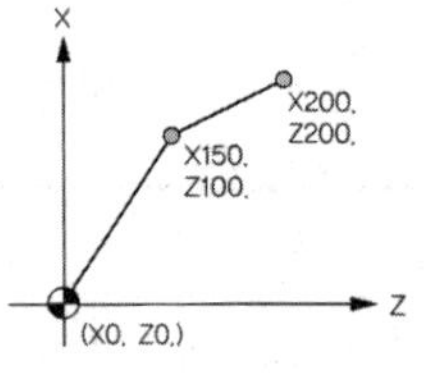


```
G00 X150.0 Z100.0 ;
    X200.0 Z200.0 ;

G00 U150.0 W100.0 ;
    U50.0 W100.0 ;
```

[그림 47] 급속 위치결정

※ 공구의 이동 경로

① 비 직선형 위치 결정

각 축 독립으로 급속이송속도로 위치 결정된다. 공구경로는 통상 직선이 되지 않는다. 지령된 위치까지 도달한 축부터 순서대로 정지한다.

② 직선보간형 위치결정

지령된 점까지 직선으로 이동하고 각 축의 급속이송속도를 넘지 않도록 최단 위치결정 시간이 되는 속도로 위치 결정 한다. 단, 경로는 직선보간(G01)과 같지 않는다.

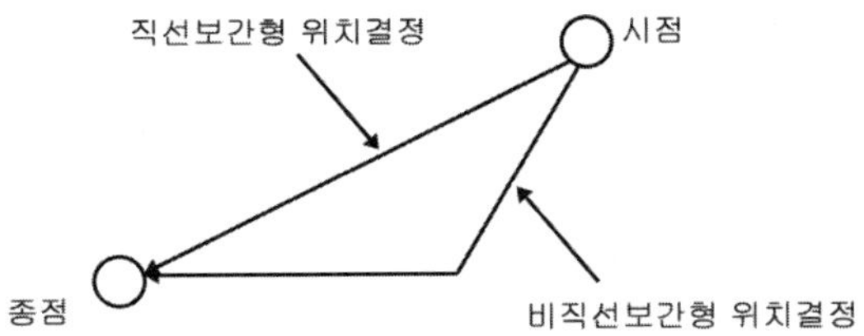

[그림 48] 비 직선형 위치 결정과 직선보간형 위치결정

Inposition Check란

이송하는 모터가 지령된 종점의 폭 안에 도달한 것을 말하며, 이 폭은 파라미터에 입력되어 있고 보통 0.02mm를 설정한다. 직선보간에는 적용되지 않으며 급속이송이 있는 블록에서 적용된다.

G00지령의 경우 급속이송속도는 각 축 독립적으로 설정하며, G00에 의한 위치결정 모드에서는 블록의 선두에서는 결정된 속도까지 가속을 하고 블록의 종점에서는 감속이 이루어져 inposition 상태가 된 것을 확인하고 다음 블록으로 이동한다.

나. 직선보간(G01)

각 축이 지령된 종점으로 지령된 속도로 직선 이동(테이퍼나 면취)하므로 이송속도(mm/rev)가 필요하다.

▶ 지령형식

G01 X(U)_ ZW)_ F_ ;

X(U)_ ZW)_ : 절대지령일 때 공구이동의 종점 좌표
증분지령일 때 공구의 이동량
F : 공구의 이송속도(mm/rev)

지령된 점까지 F로 지정한 속도로 직선을 따라 공구가 움직이는 속도입니다.

F로 지정한 이송속도는 다시 지령할 때까지 유효하므로 각 블록마다 지정할 필요는 없다.(회전당 이송)

예) F0.25, F0.15, F0.08

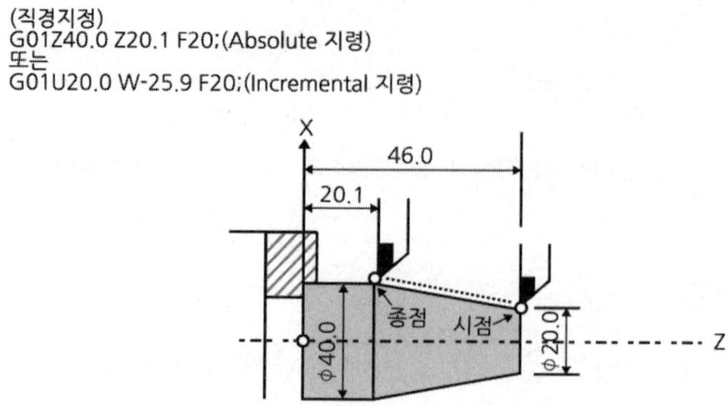

[그림 49] 직선보간의 예

☞ 직선보간의 지령에 대한 예

〈절대방식〉

```
N10 G01 Z40. F0.2 ;
N20     X80. Z20. ;
```

〈증분방식〉

```
N10 G01 W-20. F0.2 ;
N20     U20. W-20. ;
```

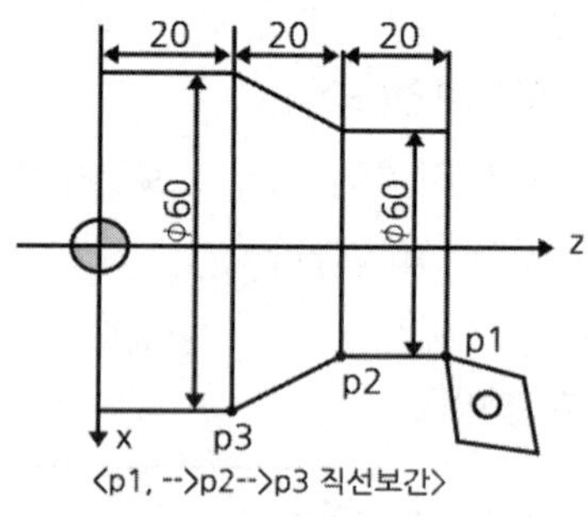

[그림 50] 직선보간

다. 원호보간(G02, G03)

지령된 시점에서 종점 위치까지 반경R크기로 원호가공을 지령한다. 회전방향에 따라 시계방향 회전(G02), 반시계방향 회전(G03)으로 지령한다.

▶ 지령형식

G02 G03	(U)_ Z(W)_	R_ I_ K_	F_ ;

G02 : 시계 방향(CW)

G03 : 반시계 방향(CCW)

X(U), Z(W) : 원호가공의 종점좌표

F : 이송속도

R : 원호 반경

I, K : 원호의 시점에서 중심까지의 거리

※ G02, G03 회전 방향 구분

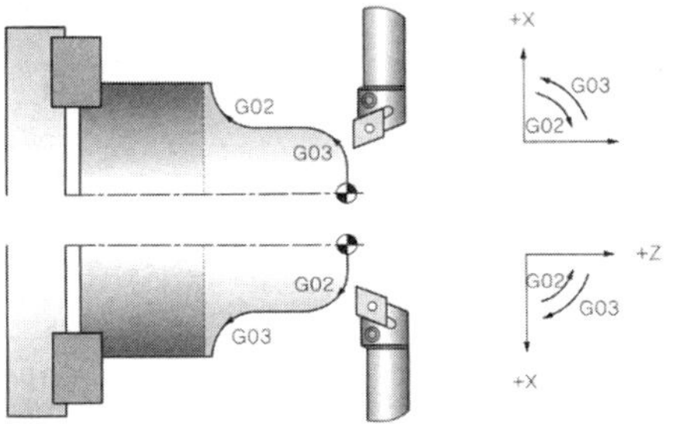

[그림 51] G02, G03 회전 방향

※ 원호보간에서 I. K부호 결정하는 방법

I, K의 부호 및 값을 정하는 방법은 시점에서 원호의 중심이 (+) 방향인가 (-)방향인가에 따라 부호가 결정되며, 시점에서 원호의 중심까지의 거리값을 항상 증분값으로 지령한다.

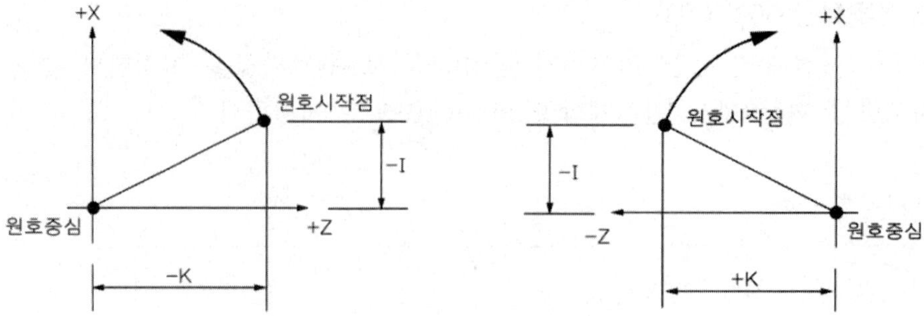

[그림 52] I, K지령의 부호관계

※ 원호보간시 참고사항

① 반경 R의 지령은 180° 이하의 원호를 지령하며, 180° 이상의 원호는 I, K로 지령한다.

② I, K 와 R이 동시에 지령되었을 경우 R에 의한 지령이 우선이고 I, K는 무시된다.

③ 왼손 직교좌표계의 회전방향과 오른손 직교좌표계의 원호 방향은 반대이지만, 프로그램을 할 때는 오른손직교좌표계로 생각하고 작성한다.

④ I, K는 어느 한쪽이 0일 경우에는 해당 주소(address)는 생략한다.

예제) 아래 도면을 가공하는 프로그램을 원호가공시 R 과 I, K를 이용하여 작성하세요.

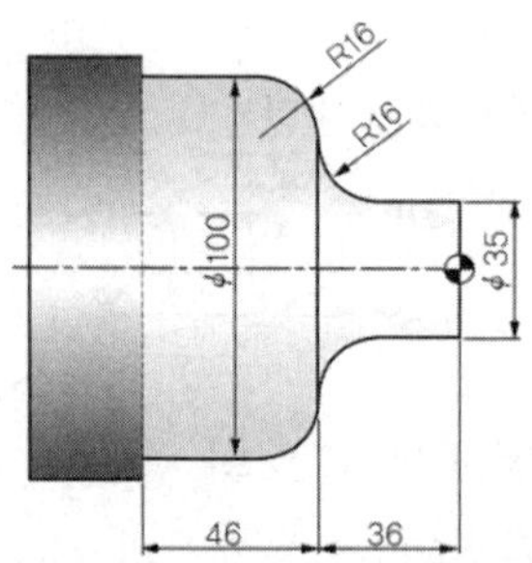


```
G01 X35. Z0. ;
    Z-20. ;
G02 X67.0 Z-36.0 R16.0 ;
(G02 X67.0 Z-36.0 I16.0) ;
G01 X68.0 ;
G03 X100.0 Z-52.0 R16.0 ;
(G03 X100.0 Z-52.0 K-16.0) ;
```

[그림 53] G02, G02 예제

라. 자동면취(모따기) 및 코너 R(G01)

길이방향(Z축 방향)의 직선보간(G01)과 직교하는 단면방향(X축 방향)의 직선보간(G01)사이에 자동면취(모따기) 및 Corner R을 G01지령으로 간단히 프로그램하고자 할 때 사용할 수 있다.

▶ 자동면취(모따기) 지령 형식

<table>
<tr><td rowspan="4">G01</td><td rowspan="2">X(U)</td><td>K± k</td><td rowspan="4">F_ ;</td></tr>
<tr><td>C± c</td></tr>
<tr><td rowspan="2">Z(W)</td><td>I± i</td></tr>
<tr><td>C± c</td></tr>
</table>

X(U) : 종점좌표(X축 b의 값)
Z(W) : 종점좌표(Z축 b의 값)
I, K 또는 C : b에서 c까지의 거리(반경지령)
(부호를 첨부하여 지령 → 공구 이동이 위쪽, 오른쪽일때(+), 아래쪽, 왼쪽일때(-))
F : 이송속도(mm/rev)

〈표 9〉 자동모따기 가공방법

축의 이동	공구의 이 동		설 명
X축에서 Z축 방향	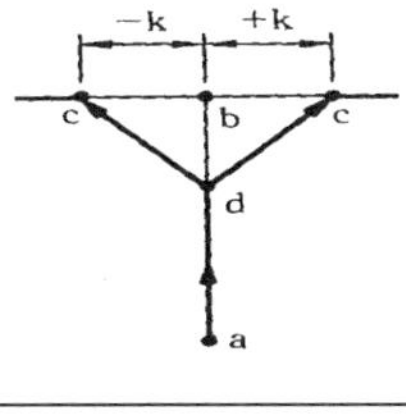	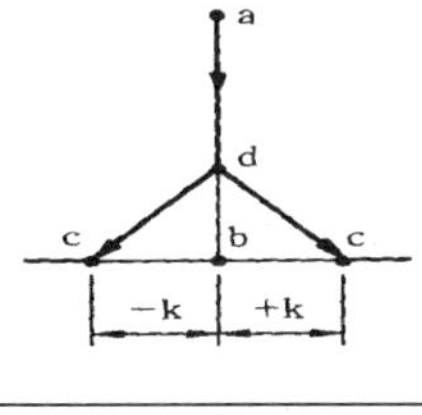	a→d→c로 움직인다. K 또는 C로 부호와 같이 지령
Z축에서 X축 방향	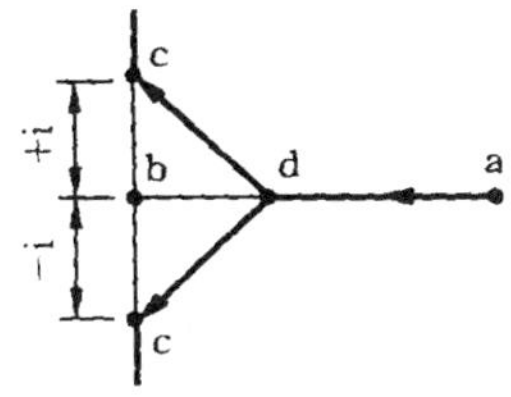	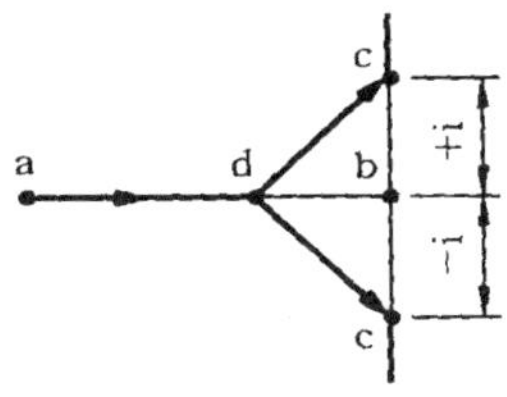	a→d→c로 움직인다. I 또는 C로 부호와 같이 지령

▶ 코너 R 지령 형식

G01	X(U)_ R±r Z(W)_ R±r	F_ ;

X(U) : 종점좌표(X축 b의 값)

Z(W) : 종점좌표(Z축 b의 값)

R : b에서 c까지의 거리(반경지령)

(부호를 첨부하여 지령 → 공구 이동이 위쪽, 오른쪽일때(+), 아래쪽, 왼쪽 일때(-))

F : 이송속도(mm/rev)

〈표 10〉 코너 R 가공방법

축의 이동	공구의 이동	설 명
X축에서 Z축 방향	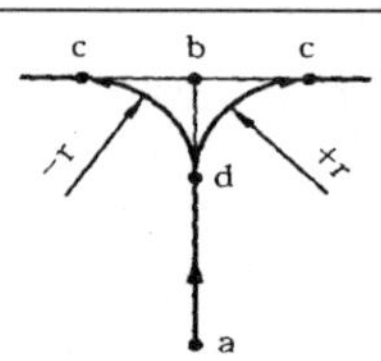 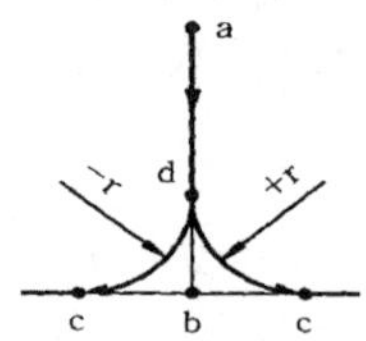	a→d→c로 움직인다. R로 부호와 같이 지령
Z축에서 X축 방향	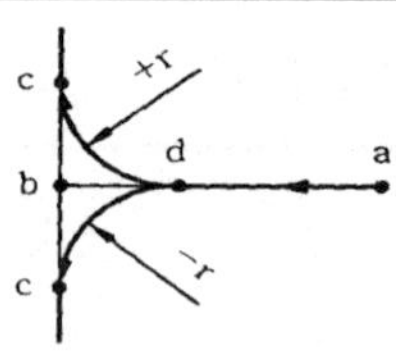 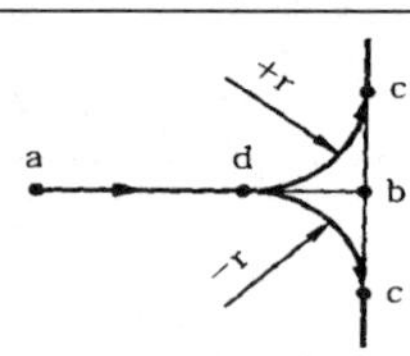	a→d→c로 움직인다. R로 부호와 같이 지령

※ 다음의 지령시에는 알람(Alarm)이 발생한다.

① 나사절삭의 블록에 모따기, Corner R를 지령했을 때

② 모따기, Corner R를 지령한 G01 블록의 다음 블록이 G01의 블록이 아닐 때

③ G01로 I, J, K, R중 2개 이상 지령했을 때

④ 모따기, 코너 R을 지령한 블록에서 축의 이동량이 모따기량, 코너 R량보다 작을 때

⑤ 모따기 지령으로 이동축과 I, J, K지령의 대응을 잘못했을 경우

⑥ I, J, K, R, C의 부호를 잘못한 경우

마. 휴지(Dwell)기능(G04)

지령된 시간 동안 이송이 정지되는 기능을 휴지(Dwell : 일시정지)기능이며, 홈가공이나 드릴작업등에서 간헐이송으로 칩을 절단하거나 목표점에 도달한 후 즉시 후퇴시킬 경우 생기는 이송량(mm/rev)만큼의 단차를 제거함으로써 진원도 향상 및 깨끗한 표면을 얻기 위하여 사용한다.

▶ 지령형식

G04	X_ ;
	U_ ;
	P_ ;

X, U : 정지시간 지령(소수점 지령가능)
P : 정지시간 지령(소수점 지령 불가능)

예) G04 X1. (또는 U1., P1000) : 1초 동안 정지(Dwell), 최소지령단위는 0.001mm임

★ 정지시간(Dwell)과 스핀들 회전수와의 관계식

$$\text{정지시간(초)} = \frac{60 \times \text{공회전수(회)}}{\text{스핀들회전수}(rpm)} = \frac{60 \times n}{N(rpm)}$$

※ 예제1) 1,500rpm으로 회전하는 스핀들에 3회전 휴지를 주려고 한다. 정지시간을 구하고, 프로그램을 작성하시오.

풀이) $\text{정지시간(초)} = \frac{60 \times \text{공회전수(회)}}{\text{스핀들회전수}(rpm)} = \frac{60 \times 3}{1500(rpm)} = 1.2\text{초}$

- NC프로그램 : G04 X1.2 ;
또는 G04 U1.2 ;
G04 P1200 ;

※ 예제2) 다음 도면에서 Φ45mm의 홈 작업을 위하여 절삭속도를 80m/min로 일정하게 제어하였다. 가공한 후 2회전 일시정지(Dwell)를 주려는 프로그램을 작성하시오(이송은 0.1mm/rev)

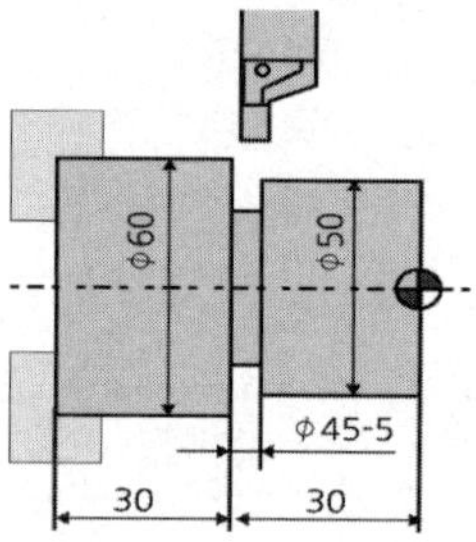

풀이) - 프로그램

```
G96 S80 M03 ;
G00 X62.0 Z-30.0 ;
G01 X45.0 F0.1 ;
G04 (X0.212) ;
G00 X62.0
```

- 정지시간 계산

$$정지시간(초) = \frac{60 \times 공회전수(회)}{스핀들회전수(rpm)} = \frac{3.14 \times 60 \times 2}{1000 \times 80(rpm)} = 0.212초$$

바. 이송기능

(1) 급속이송(G00)

비절삭 구간(G00)에서 빠른 속도로 공구를 이동시키는 것이며, 제작회사에서 출하 전에 파라미터의 각축에 따로 설정하며 각 축이 이송속도에 따라 독립적으로 급속이송한다. 기계의 조작반 위에 급속 이송 속도 조절 기능 스위치가 있어 백분율로 가감한다.(F0, 25%, 50%, 100%)

(2) 절삭이송(G01, G02, G03)

직선보간(G01), 원호보간(G02, G03)등으로 공구를 어느 정도의 속도로 이송시킬지를 F에 이어지는 수치로 지령한다. 분당 이송속도(mm / min)와 회전당 이송속도(mm / rev)의 2가지가 있다. CNC 선반의 초기상태는 G99의 상태이다.

구 분	의 미	단 위
G98	분당 이송 속도	㎜ / min
G99	회전당 이송 속도	㎜ / rev

예) *G98******F10.0 ; 매분당 10 ㎜의 이송
*G99******F0.8 ; 주축 1회전당 0.8㎜의 이송
***********F0.1 ; 주축 1회전당 0.1㎜의 이송

아. 주축 기능

(1) 주축속도 일정제어(G96)

효과적인 절삭가공을 위해 X축 위치에 따라서 주축속도(회전수)를 변화시켜 절삭속도를 일정하게 유지하여 공구수명을 길게 하고 절삭시간도 단축할 수 있는 기능이다. 주축의 회전수는 가공물의 직경에 따라 자동적으로 변화한다.

▶ 지령 형식

G96 S_ ;

S : 절삭속도(mm/min)

▶ 지령 형식

G97 S_ ;

S : 주축회전수(rpm)

(2) 주축 최고회전수 지정(G50)

주축속도 일정제어(G96)에서 S는 절삭속도를 의미한다. 가공물의 직경이 작아질수록 회전수가 증가하여 가공물이 회전 중에 이탈하는 것을 방지하기 위해 일정 회전수 이상의 변화를 제한시키는 기능

▶ 지령 형식

G50 S_ ;

S : 주축 최고회전수(rpm)

★ G50, G96, G97의 S기능 사용예

N10 ↓

N20 G50 X150. Z200. T0100 S1500 ; --- 주축 최고회전수 1500rpm

N30 G96 S150 M03 ; --- 절삭속도 180mm/min

N40 ↓

N50 G97 S800 M03 ; --- 주축회전수 1200rpm지정

사. 공구기능 및 보정기능

(1) 공구기능

프로그램에서 자동으로 공구를 교환시키는 기능을 공구기능이라고 하며 보정기능과 같이 지령하여 사용한다.

▶ 지령방법

T □□▲▲ ;	□□ : 공구선택번호 ▲▲ : 공구보정번호

- 1블록에 T-code를 1개 지령할 수 있다.
- T-code에 이어지는 수치로 공구선택을 지령하며
  또, 그 다음 수치로 공구보정(offset) 값을 함께 불러온다.

사용예) T 0100 → 1번 공구 선택(가공준비)
T 0101 → 1번 공구 선택, 공구보정번호 1번 선택(가공시작)
T 0100 → 1번 공구에 1번 보정값 취소(가공완료)

(2) 보정기능

프로그램 작성시에는 가공용 공구의 길이와 형상은 고려하지 않으므로 실제 가공 시에 오프셋화면에 그 차이점을 등록하여 프로그램 내에서의 호출로 그 차이점을 자동으로 보정하며, 일반적으로 기준 공구와 사용 공구의 차이 값으로 보정한다. 그리고 공구 보정하기를 오프셋(Offset)이라 한다.

① 공구위치 보정(길이보정)

공구 위치 오프셋(Offset)이란 프로그램 상에서 가정한 공구(기준공구)에 대하여 실제로 사용하는 공구(다음공구)가 다른 경우에 그 차이 값을 보정하는 기능

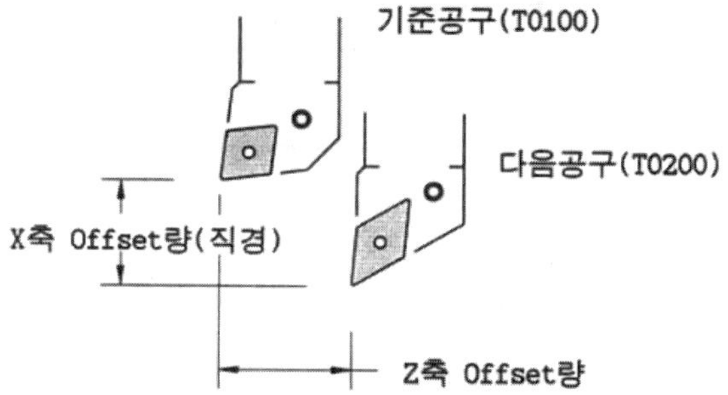

[그림 54] 공구위치 보정

★ 공구위치 보정의 예

N10 G00 X30. Z2. T0101 ; ---- 1번 Offset량 보정

N20 G01 Z-50. F0.2 ;

N30 G00 X200. Z100. T0100 ; --- Offset량 보정 무시

② 가상인선

실제로 존재하지 않는 점이나 공구상의 기준점을 정해 프로그램 경로를 통과하는 가상점이며, 보통의 공구는 공구선단에 인선(Nose) R이 있는데 이 인선 R이 없다고 생각하고 프로그램을 작성하고 가공한다. 프로그램에 의해 이동되는 공구의 끝점은 가상인선이라고 하는 P점이다. 이때 발생하는 문제점은 공구선단(뾰족한 상태)의 치핑

과 공구마모현상이 발생하여 정밀한 대량생산을 할 수 없다. 이러한 문제점을 보완하기 위하여 공구선단에 인선R을 만들어서 가공하는데 테이퍼 가공이나 원호가공에서 과대절삭이나 과소절삭 현상이 발생한다.

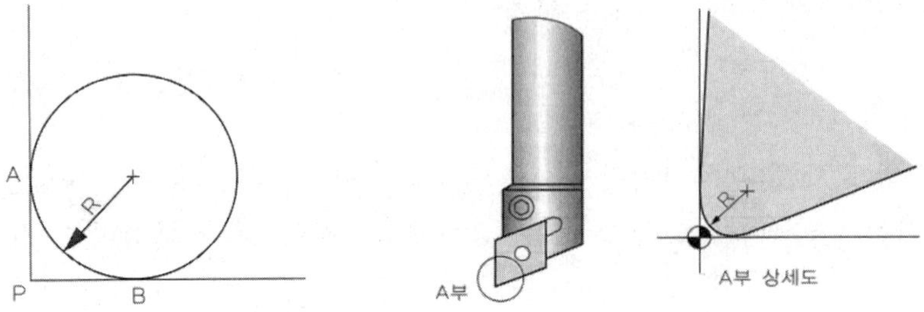

[그림 55] 공구 가상인선

③ 인선 R보정(G40, G41, G42)

공구의 인서트 팁 선단부에는 인선 R이 있으므로 테이퍼 절삭 및 원호 절삭시 과소 절삭이나 과대 절삭부분이 발생한다. 이와 같이 인선R에 의하여 발생하는 오차량을 자동으로 보정하는 것이 인선 R보정이다.

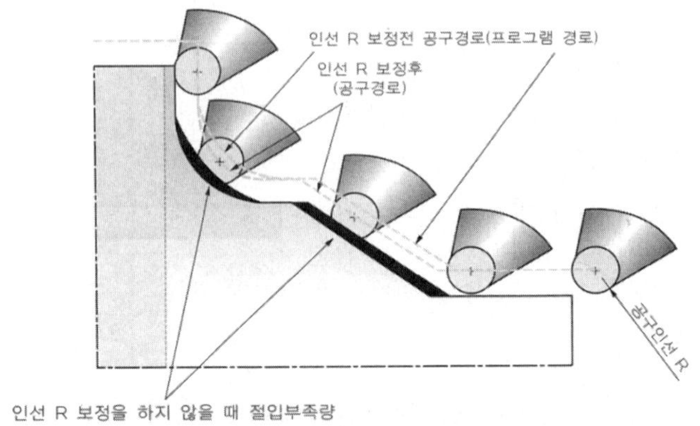

[그림 56] 인선 R보정의 공구 경로

▶ 지령방법

G41	G42	G40
인선 R보정 좌측	인선 R보정 우측	인선 R보정 취소

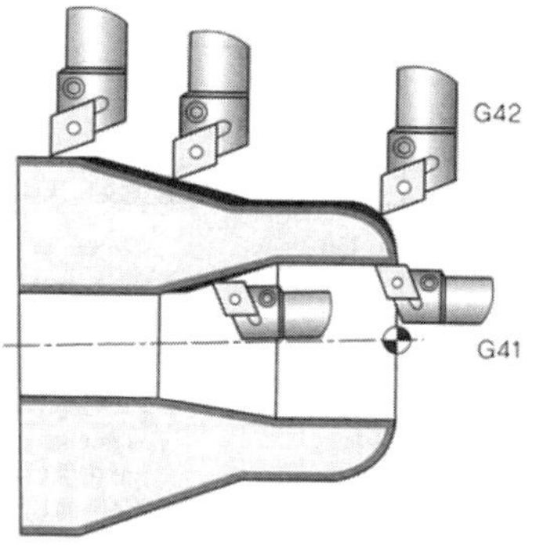

[그림 57] 인선 R보정

G40 G41 G42	G01 G00	X(U)_ Z(W)_ ;

G41, G42 모드는 직선보간 명령(G00, G01)과 같이 지령하며, G40도 공구이동(G00)명령과 함께 지령하는 것이 바람직하다. 또한 한번 지령하면 모달 지령으로 취소될 때까지 유효하며 G41이나 G42모드를 보정하는 블록을 Start-up Block이라 한다.

- G41, G42기능을 사용하기 위해서는 Offset화면의 R(노즈 R), T(가상인선번호)가 입력되어 있어야한다.
- 내측의 면취 및 코너R이 인선R보다 적을 때는 알람이 발생한다.

[프로그램 예제]

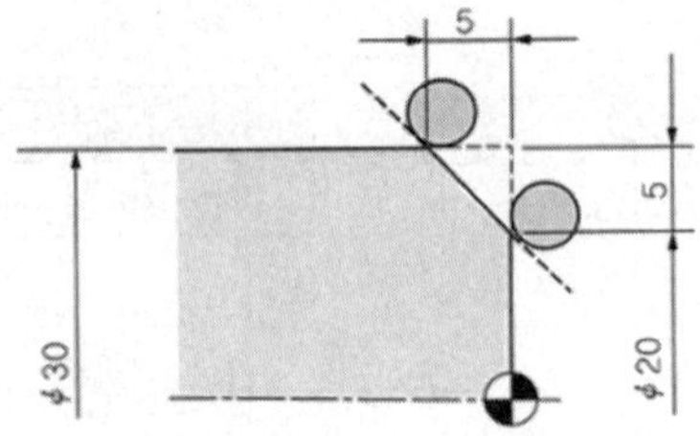


```
G42 X20.0 Z0. F0.2 ;
G01 X30.0 Z-5.0 ;
    Z-30.0 ;
G40 G00 U1.0 Z1.0 ;
G28 U0. W0. ;
M30 ;
```

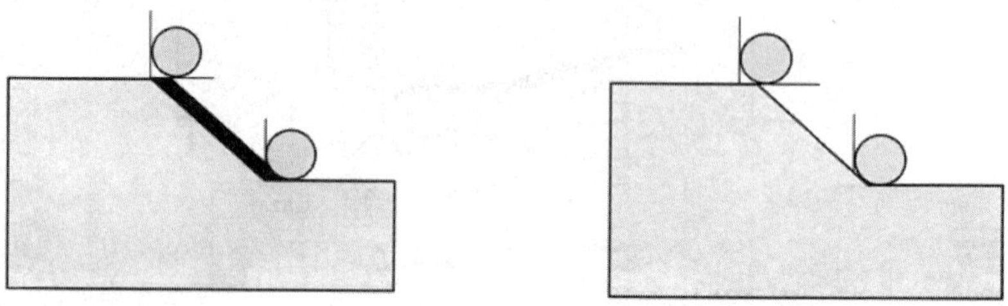

보정을 하지 않은 경우 보정을 한 경우

[그림 58] 프로그램 예제

④ 가상인선 번호 및 방향

인선 R중심으로 각각의 공구의 종류에 따라서 가공하는 방향으로 가상 인선번호가 결정된다. 또한 가상인선의 번호는 공구보정화면의 T의 위치에 그 번호를 입력 한다.

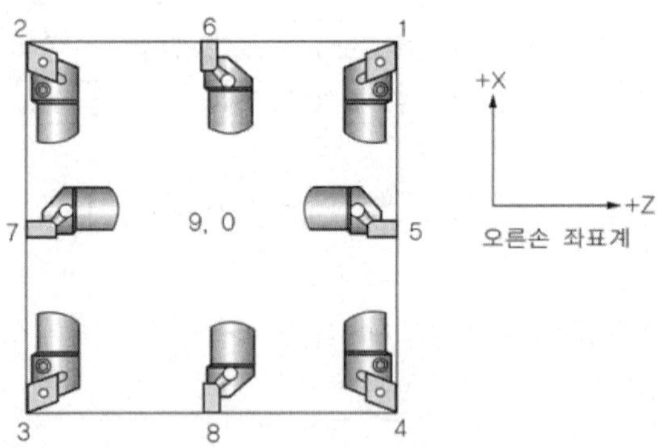

[그림 59] 가상인선 번호

인선번호	공 구 형 상
1번	내경 반대쪽 가공용 바이트(Back Boring 가공)
2번	내경 가공용 바이트(앞쪽으로 가공)
3번	외경 가공용 바이트(일반적으로 가장 많이 사용한다)
4번	외경 반대쪽 가공용 바이트
5번	반대쪽 단면 홈 가공용 바이트
6번	내경 홈 가공용 바이트
7번	단면 홈 가공용 바이트
8번	외경 홈 가공용 바이트
9.0번	인선 보정을 하지 않을 때(나사 바이트 0번, 드릴 0번)

[그림 60] 인선번호와 공구의 형상

3-3 사이클(Cycle)을 이용한 가공

CNC선반 가공에서 거친 절삭이나 나사 절삭 등은 1회의 절삭으로 불가능하므로 여러 번 반복 동작을 해야 한다. 사이클 가공은 이와 같이 반복되는 동작의 프로그램을 한 블록 또는 두 블록으로 프로그램을 간단히 할 수 있도록 만든 G-코드를 말한다.

사이클에는 변경된 수치만 반복하여 지령하는 단일형 고정 사이클(Canned cycle)과 한 개의 블록으로 지령하는 복합형 반복 사이클(Multiple repeative cycle)이 있다. 단일형 고정 사이클을 해제하려면 G90, G92, G94이외의 01그룹 코드를 지령한다.

3-3-1 **단일형 고정 사이클**(G90, G92, G94)

단일형 고정 사이클은 하나의 블록으로 간단하게 프로그램을 할 수 있으며, 변경된 치수(X(U) 또는 Z(W))만의 입력으로 절삭 가공사이클을 수행한다.

단일형 고정 사이클을 해제하려면 G90, G92, G94이외의 01그룹 코드를 지령한다.

※ 단일형 고정사이클 G-코드

G90	내·외경절삭 사이클	바깥지름·안지름의 단차가공이나 테이퍼가공을 하는 고정사이클(Z축 이동량 같을때 X축이동량만 지령)
G92	나사 절삭사이클	나사절삭을 하는 고정사이클 (Z축 이동량 같을때 X축 이동량만 지령)
G94	단면 절삭사이클	단면의 단차가공이나 테이퍼가공을 하는 고정사이클 (X축 이동량 같을때 Z축 이동량만지령)

가. 내·외경절삭 사이클(G90)

(1) 지령 형식

```
G90 X(U)_ Z(W)_ F_ ;  (직선절삭)
G90 X(U)_ Z(W)_ I(R)_ F_ ; (테이퍼 절삭)
```

X(U), Z(W) : 절삭 종점의 좌표값

I(R) : 테이퍼 량(반경지령, I : 11T에 적용, R : 11T가 아닌 경우에 적용)

F : 절삭 이송속도

※ 직선보간 G01에서는 한 블록에 X, Z를 동시에 지령하면 테이퍼 절삭이 되지만, 단일형 고정Cycle에서는 한 블록에 X, Z를 동시에 지령해도 테이퍼 절삭이 되지 않는다.

(2) 공구경로

※ 1 → 2 → 3 → 4 과정의 4개 동작을 1사이클로 가공한다.
초기점 A에서 시작하고 A점으로 자동복귀한다.

※ Z축 이동량이 같을 경우, X축 이동량만을 지령하면 단일형 고정 사이클을 반복할 수 있다.

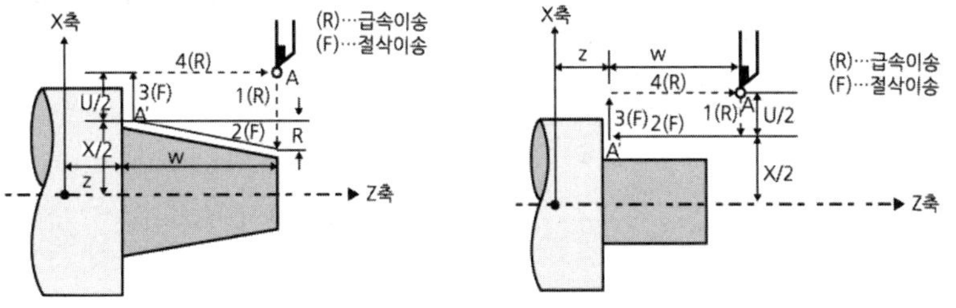

[그림 61] 직선절삭과 테이터 절삭 사이클(G90)

(3) 테이퍼 가공시 가공형태에 따른 R값의 부호

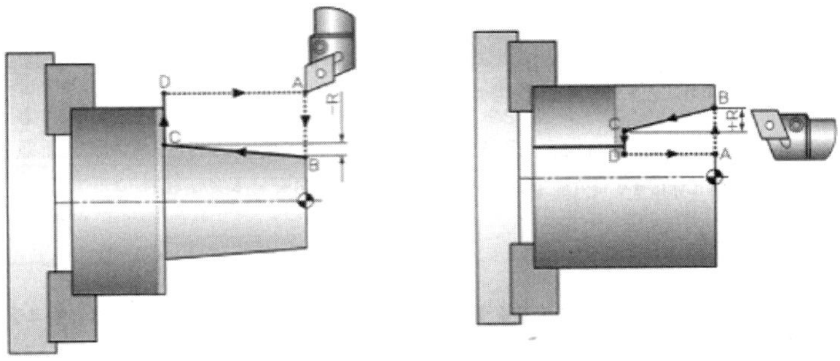

[그림 62] 테이퍼 가공시 가공형태에 따른 R값의 부호(좌, 외경가공, 우, 내경가공)

※ 테이퍼 절삭시 R(I)값의 부호응 절삭의 종점(C점)을 기준으로 하여 시작점 (B점)의 위치가 종점보다 위쪽(+), 아래쪽(-)를 붙인다.

【예제】 G90사이클을 이용하여 프로그램을 작성하라.(R값이 일정한 경우)
(단, 1회 절입은 반지름 2.5mm로 한다.)

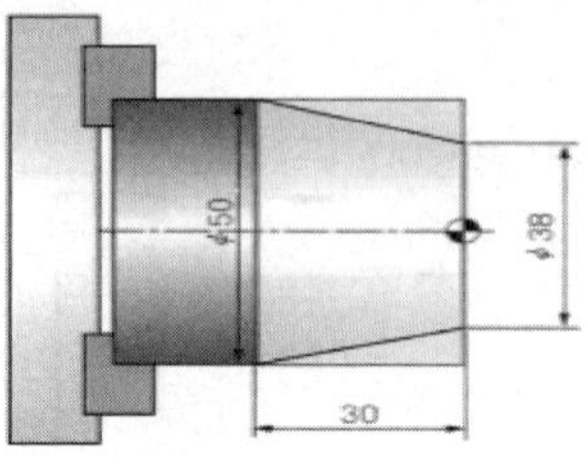

(풀이)

```
G00 X70.0  Z2.0  T0101       :
G90 Z67.  Z-30.R-6.4  F0.2  : (1회 절삭)
     X62.                    : (2회 절삭)
     X57.                    : (3회 절삭)
     X52.                    : (4회 절삭)
G00  X150.0  Z150.0  T0100 :
```

여기서, 도면의 R값이 6인데 6.4로 한 이유는 소재와 공구의 충돌을 피하기 위하여 Z에 2mm 여유를 주었기 때문이다.
즉, 30 : 6 = 32 : X ∴ X = 6.4

【예제】 아래 도면을 G90사이클을 이용하여 프로그램을 작성하라.

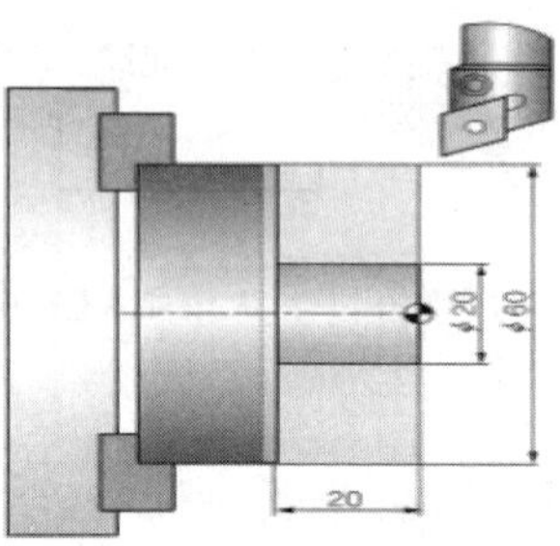

(풀이)

```
T0100 :
G50 S2000 :
G96  S180  M03 :
G90  X55.0  Z-20.0  F0.25 :
     X50.0 :
     X45.0 :
     X40.0 :
     X35.0 :
     X30.0 :
     X25.0 :
     X20.5 :
     X20.0 :
G00  X200.0  Z200.0  T0100 :
M30 :
```

[그림 63] G90사이클을 이용한 예제

나. 단면절삭 사이클(G94)

(1) 지령형식

G94 X(U)_ Z(W)_ F_ ; (직선절삭) G94 X(U)_ Z(W)_ I(R)_ F_ ; (테이퍼 절삭)

X(U), Z(W) : 절삭 종점의 좌표값

I(R) : 테이퍼 량(반경지령, I : 11T에 적용, R : 11T가 아닌 경우에 적용)

F : 절삭 이송속도

(2) 공구경로

※ 1 → 2 → 3 → 4 과정의 4개 동작을 1사이클로 가공한다.
초기점 A에서 시작하고 A점으로 자동복귀한다.

※ X축 이동량이 같을 경우, Z축 이동량만을 지령하면 단일형 고정 사이클을 반복할 수 있다.

※ 테이퍼 절삭시 R(I)값의 부호 방법은 G90, G92, G94동일하게 적용한다.

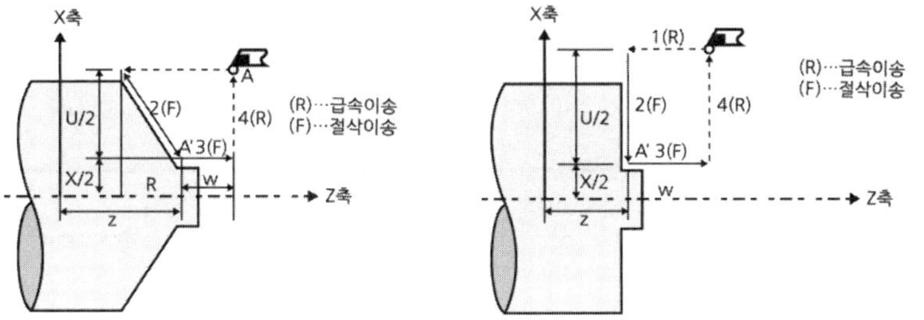

[그림 64] 직선절삭과 테이터 절삭 사이클(G94)

다. 단일형 고정사이클(G90, G92, G94)의 사용법

소재형상과 제품형상에 따라 적당한 단일형 고정사이클을 선택한다.

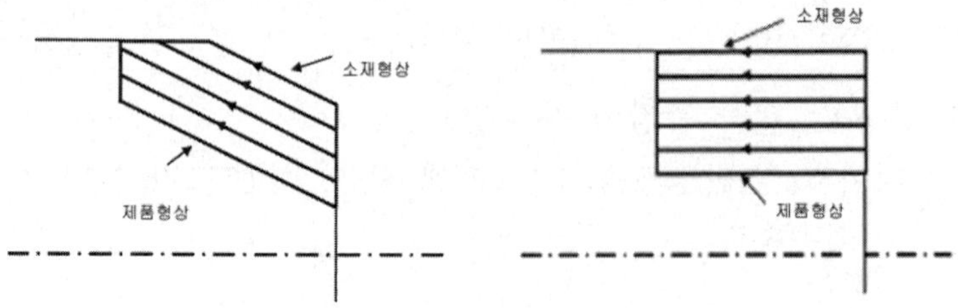

[그림 65] 직선 및 테이퍼 절삭 사이클(G90)

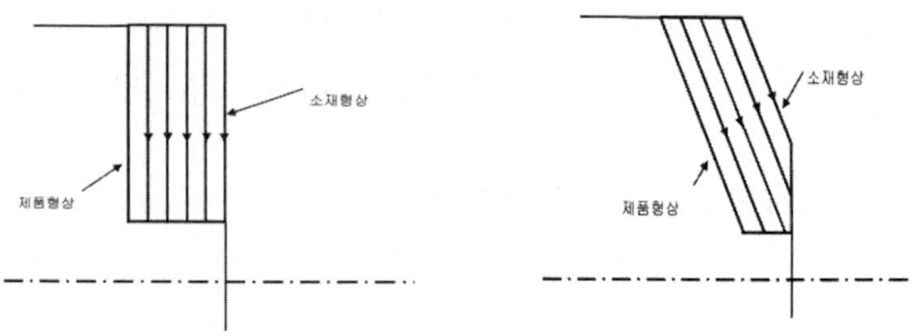

[그림 66] 정면 및 정면테이퍼 절삭 사이클(G94)

【예제】 다음 도면을 G94(단면 절삭 Cycle)을 이용하여 프로그램을 작성하라.

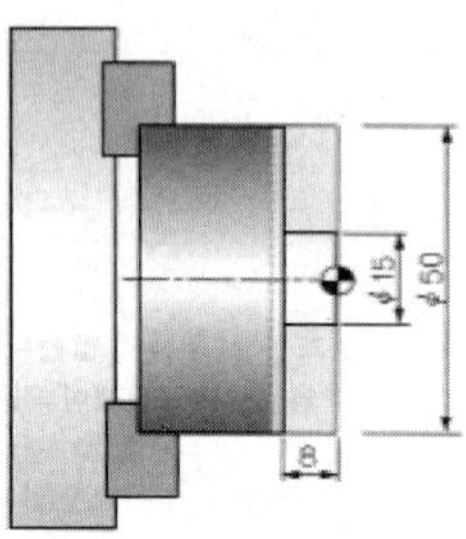

(풀이)

```
G50 S2500 ;
G96 S180 M03 ;
G00 X55.0 Z2.0 T0101 ;
G94 X15.0 Z-2.0 F0.2 ;
    Z-4.0 ;
    Z-6.0 ;
    Z-8.0 ;
G00 X200.0 Z200.0 T0100 ;
M30 ;
```

[그림 67] G94사이클을 이용한 예제

3-3-2 복합형 고정 사이클(G70 ~ G76)

복합형 고정사이클은 프로그램을 보다 간단하게 하는 여러 종류의 고정사이클이 있다. 제품형상의 도면 치수와 절입량 등을 입력하면 공구경로는 자동적으로 결정되어 형상가공을 한다. 제품의 형상이나 치수가 자주 변경되는 경우 최종 형상의 변경 치수만 지령하면 반복 형상 사이클 기능은 반복적이고 복잡한 계산을 단순화시켜 주고 다품종 소량생산을 요하는 생산현장에서 더욱 필요한 기능이다.

〈표 11〉 복합형 고정사이클 G-코드

G70	정삭 가공사이클		자동모드에서만 실행가능
G71	내·외경 황삭사이클	G70으로 정삭가공 할 수 있다	
G72	단면황삭사이클		
G73	유형 반복사이클		
G74	단면홈·펙(Peck)드릴링사이클	G70으로 정삭가공 할 수 없다	자동·반자동모드에서 실행가능
G75	내·외경홈·펙(Peck)드릴링사이클		
G76	복합형 고정 나사사이클		

가. 내·외경 황삭 사이클(G71)

최종형상과 절삭조건 등을 지정하여 주면 공구경로는 자동적으로 결정되며, 정삭 여유를 남기고 가공이 끝나면 초기점으로 복귀한다. 외경황삭 사이클의 Type에는 Type I, Type II가 있다.

(1) 지령 형식

▶ 11T일 경우

```
G71P(ns)Q(nf)U(△u)W(△w)D(△d)F(f)S(s)T(t) ;
    N(ns)
    ---              A→ A'→B의 사상형상의 이동지령을 시퀀스 번호
    ---              ns 와 nf까지의 블록에 지령한다.
    Q(nf)
```

ns : 고정사이클의 구역을 지정하는 첫 번째 블록의 시퀀스 번호
nf : 고정사이클의 구역을 지정하는 두 번째 블록의 시퀀스 번호
△u : X축 방향의 정삭여유 거리(직경지령)
△w : Z축 방향의 정삭여유 거리
△d : 1회 절입량(반경지령, 소수점 입력 불가, 부호없음)
f, s, t : 황삭 가공시 이송속도, 주축속도, 공구선택, 즉 P와 Q사이의 데이터는 무시되고 G71블록에서 지령된 데이터가 유효

▶ 11T가 아닌 경우

```
G71 U(△d)R(e) ;
G71P(ns)Q(nf)U(△u)W(△w)F(f)S(s)T(t) ;
    N(ns)
    ---              A→ A'→B의 사상형상의 이동지령을 시퀀스 번호
    ---              ns 와 nf까지의 블록에 지령한다.
    Q(nf)
```

△d : 절입량(반경 지령, 소수점 입력가능, 부호 없음)
e : 도피량
ns : 고정사이클의 구역을 지정하는 첫 번째 블록의 시퀀스 번호
nf : 고정사이클의 구역을 지정하는 두 번째 블록의 시퀀스 번호
△u : X축 방향의 정삭여유 거리(직경지령)
△w : Z축 방향의 정삭여유 거리
△d : 1회 절입량(반경지령, 소수점 입력 불가, 부호는 사용하지 않는다)
f, s, t : 황삭 가공시 이송속도, 주축속도, 공구선택, 즉 P와 Q사이의 데이터는 무시되고 G71블록에서 지령된 데이터가 유효

(2) 공구 경로

프로그램으로 A→A'→B간의 사상형상을 주면 △u/2, △w의 사상여유를 남기고, 절입량 △d만큼씩 지정된 구역을 절삭해 나간다. 마지막 절입으로 X축 방향으로 절입한 후, 사상형상에 따라 황삭 마무리 절삭을 실행한다. 황삭 마무리 절삭이 끝나면 Q에서 지정한 시퀀스 블록의 다음 블록이 실행된다.

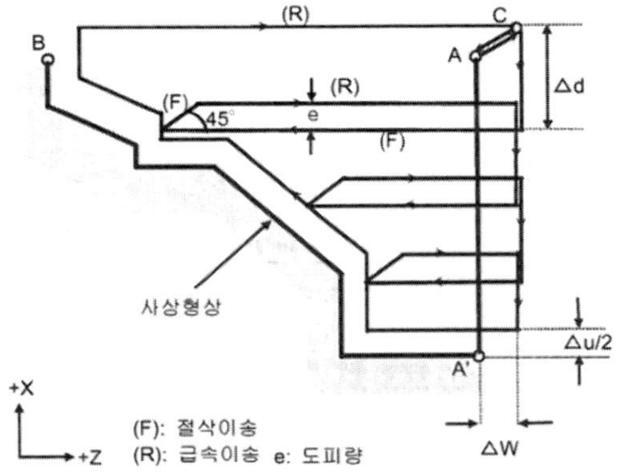

[그림 68] 외경황삭 사이클의 절삭경로(Type Ⅰ)

(3) 정삭여유 u, w의 부호 관계

가공소재를 기준으로 진행 방향에 대해 남기고자하는 소재의 방향에 따라 부호가 결정된다. 예를 들면 외경가공은 소재를 크게 남겨야 하므로(+u, +w), 내경가공은 직경은 작게 가공해야 하므로(-u, +w) 지령한다.

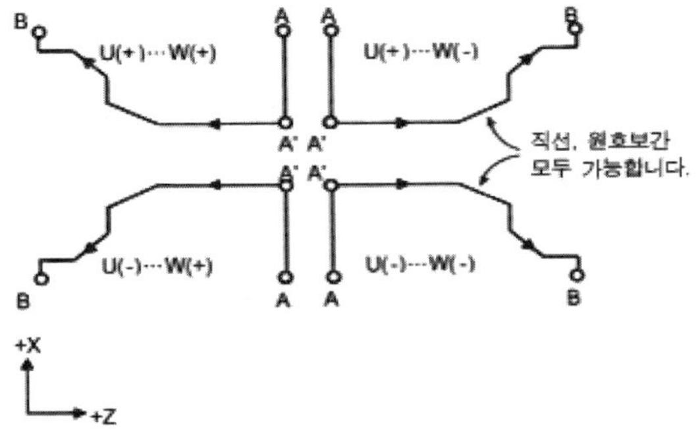

[그림 69] 4가지 패턴의 다듬 형상

(4) Type I 과 Type II 사용구분

(가) Type I

시퀀스 번호 ns의 블록에서 X(U) 축만 지령할 수 있으며, Z축은 지령하지 않는다. [그림70]에서 A'-B간의 형상은 X축, Z축 방향 모두 단조증가 또는 감소이어야 하며, 포켓(Pocket)가공이 있으면 안 된다. 황삭 후의 도피는 45° 방향으로 절삭이송으로 도피한다. 마지막 황삭 마무리 절삭은 마지막 절입 후 곧바로 사상형상 프로그램에 따라 황삭 마무리 절삭을 실행한다.

① 시퀀스 번호 ns의 블록에서 X(U) 축의 지령만을 실행한다.

```
예) ZX평면
    G71V10.0R5.0;
    G71P100Q200......;
    N100X(U)_;          (평면 제2축의 지령만을 실행합니다.)
        : ;
        : ;
    N200............;
```

[그림 70] X(U)축의 지령

② A'-B간의 A'-B간의 형상은 X축, Z축 방향 모두 단조증가 또는 감소이어야 하며, 포켓(Pocket)가공이 있으면 안 된다.(단조증가 또는 감소가 아닌 형상)

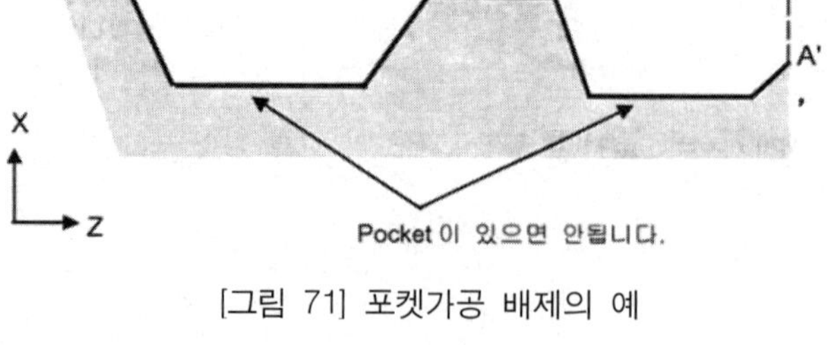

[그림 71] 포켓가공 배제의 예

③ 황삭 후의 도피는 45° 방향으로 절삭이송으로 도피한다.(45° 방향의 마무리)

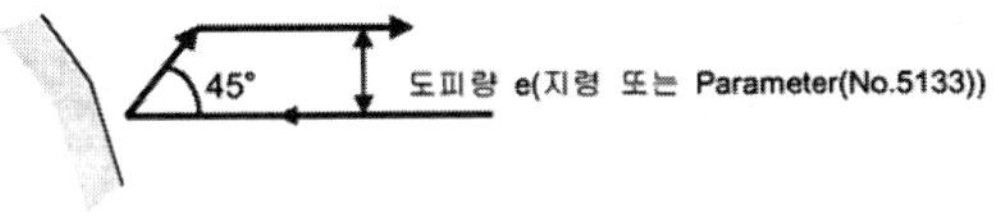

[그림 72] 45도 방향 도피

(나) TypeⅡ

[그림 73]과 같이 사상형상 프로그램에서 A→A'→B사이에서 형상을 주면 $\Delta u/2$, Δw의 사상여유를 남기고 절입량 Δd씩 깍아 나간다. Z축 방향의 황삭 후 도피는 사상형상에 따라 마치는 점이 TypeⅠ과 다르다. 마지막 절입으로 깍아 낸 후 일단, G71의 개시점까지 돌아와서 사상형상 프로그램에 따라 $\Delta u/2$, Δw의 사상여유를 남기고 황삭 마무리 절삭을 실행한다.

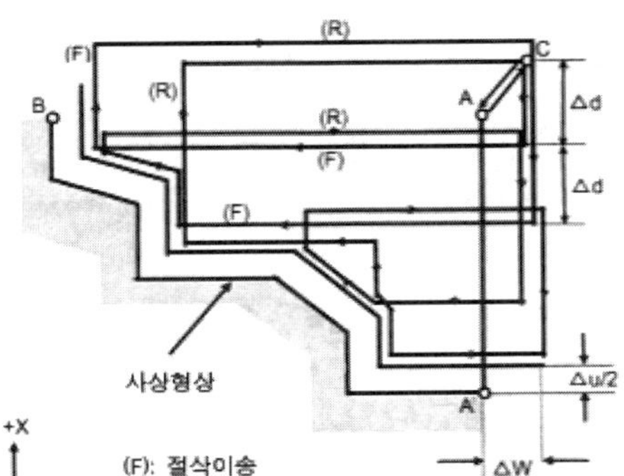

[그림 73] 외경황삭 사이클의 절삭경로(TypeⅡ)

① 시퀀스 번호 ns의 블록에서 평면을 구성하는 2축(X(U), Z(W))의 지령을 실행할 필요가 있다. ZX평면에서 첫 블록에 Z축의 이동이 없고 TypeⅡ를 사용하고 싶을 때는 W0.로 지령한다.

```
예) ZX평면
   G71V10.0R5.0;
   G71P100Q200......;
   N100X(U)_Z(W)_;  (평면을 구성하는 2축의 지령을 실행합니다.)
       : ;
       : ;
   N200............;
```

[그림 74] Type II W0 지령의 예

② 형상이 X축 방향으로 단조증가 또는 단조감소하지 않아도 되며 포켓(Pocket) 가공을 실행할 수 있다. 단, Z축 방향에서는 단조 변화가 아니면 안 된다.

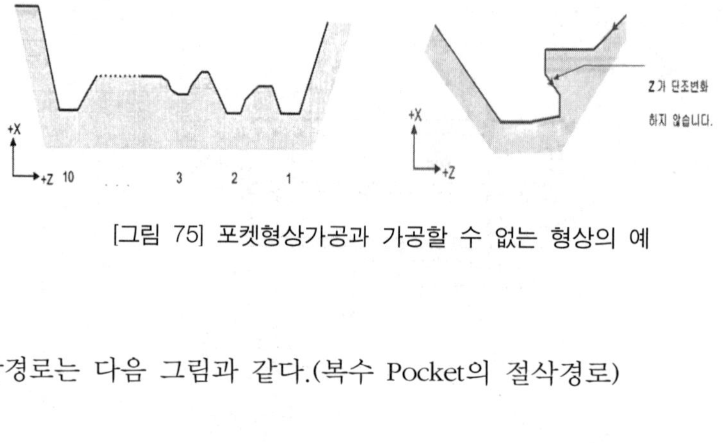

[그림 75] 포켓형상가공과 가공할 수 없는 형상의 예

③ 황삭경로는 다음 그림과 같다.(복수 Pocket의 절삭경로)

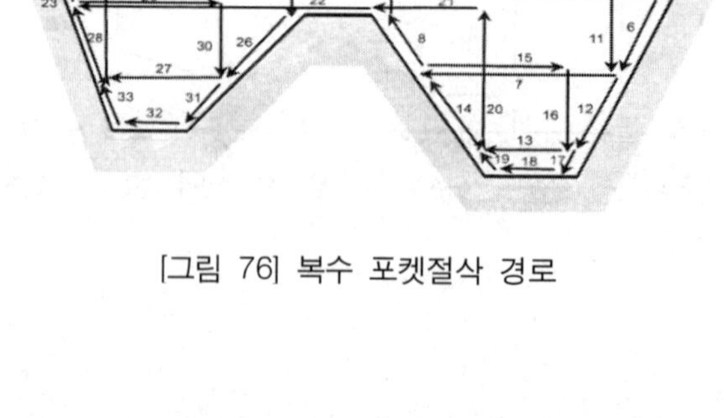

[그림 76] 복수 포켓절삭 경로

〈표 12〉 TypeⅠ과 TypeⅡ 비교

구분	G71		G72		설명
	TypeⅠ	TypeⅡ	TypeⅠ	TypeⅡ	
포켓(홈) 부분	×	○	×	○	포켓(홈)부분 가공유무
단조증가, 단조감소	○	○	○	○	G71(Z축), G72(X축)이 단조변화이면 가능(역방향으로 이동하는 형상일 경우 알람 발생)
도피방법	45°방향 도피	사상형상에 따라 도피	45°방향 도피	사상형상에 따라 도피	황삭 후 도피
축지령	X(U)축 만 지령	X(U), Z(W) 동시 지령	Z(W)축 만 지령	X(U), Z(W) 동시 지령	TypeⅡ의 경우 P(ns)에서 Z축(G71), X축(G72)의 이동량이 없을 경우 증분지령으로 W0.(G71), U0.(G72)로 동시 지령

나. 정삭가공 사이클(G70)

G71, G72, G73에 의해 황삭이 마무리되면 G70으로 정삭 가공을 실행 후 초기점으로 복귀한다. G70지령은 황삭가공 직후에 지령해도 되고, 가공공정에 편리하게 나중에 지령해도 무방하다. 황삭가공 사이클 블록(P블록부터 Q블록까지)중에 지령된 F, S는 황삭가공 사이클의 실행 중에는 무시되고 정삭가공사이클에서 실행되며, 지령되어 있지 않으면 G70사이클에서 지령된 F, S값이 실행된다.

(1) 지령형식

```
G70 P(ns) Q(nf) F(f) ;
```

ns : 고정사이클의 구역을 지정하는 첫 번째 블록의 시퀀스 번호
nf : 고정사이클의 구역을 지정하는 두 번째 블록의 시퀀스 번호
f : 이송속도

※ G71, G72, G73사이클에서 △u, △w에 남긴 정삭여유량 만큼 절삭을 수행한다. 정삭여유량를 지정하지 않으면 완성치수로 가공할 수 있다.

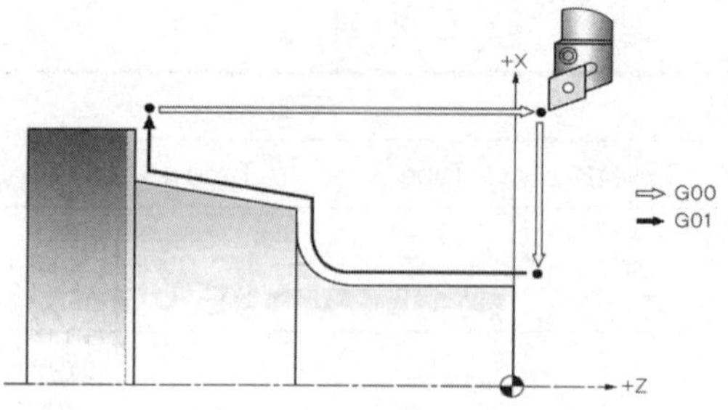

[그림 77] 정삭가공 사이클

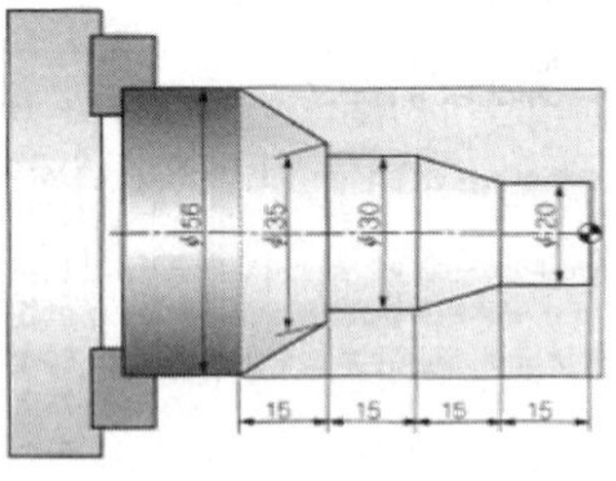

(풀이)

```
G00 X150.0 Z150.0 S1300 T0100 ;
G96 S120 M03 ;
G00 X62.0 Z0.2 T0101 M08 ;
G01 X-1.0 F0.15 ;
G00 X62.0 Z2.0 ;
```

▶ 11T 일 경우

```
G71 P10 Q100 U0.4 W0.2 D1500 F0.2 ;
```

▶ 11T 가 아닌 경우

```
G71 U1.5 R0.5 ;
G71 P10 Q100 U0.4 W0.2 F0.2 ;

N10 G00 G42 X20.0 ;
    G01 Z-15.0 F0.1 ;
        X30.0 Z-30.0 ;
        Z-45.0 ;
        X35.0 ;
N100    X56.0 Z-60.0 ;
    G00 G40 X150.0 Z150.0 t0100 m09 ;
    M01 ;
    G50 S1800 T0300 ;
    G96 S180 M03 ;
    G00 X22.0 Z0.0 T0303 M08 ;
    G70 P10 Q100 F0.1 ;
    G00 G40 X150.0 Z150.0 T0300 M09 ;
    M02 ;
```

[그림 78] G71(황삭 사이클)과 G70(정삭 사이클)을 이용한 프로그램

다. 단면 황삭사이클(G72)

G71은 내·외경황삭 사이클에서 황삭 방향이 Z축에 평행하게 이루어지는 것에 비해 G72의 단면 황삭사이클은 X축에 평행한 동작으로 절삭을 수행하는 것 이외에는 G71과 같다.

(1) 지령 형식

▶ 11T일 경우

```
G72P(ns)Q(nf)U(△u)W(△w)D(△d)F(f)S(s)T(t) ;
  N(ns)
  ---          A→ A'→B의 사상형상의 이동지령을 시퀀스 번호
  ---          ns 와 nf까지의 블록에 지령한다.
  Q(nf)
```

ns : 고정사이클의 구역을 지정하는 첫 번째 블록의 시퀀스 번호

nf : 고정사이클의 구역을 지정하는 두 번째 블록의 시퀀스 번호

△u : X축 방향의 정삭여유 거리(직경지령)

△w : Z축 방향의 정삭여유 거리

△d : 1회 절입량(반경지령, 소수점 입력 불가, 부호 없음)

f, s, t : 황삭 가공시 이송속도, 주축속도, 공구선택, 즉 P와 Q사이의 데이터는 무시 되고 G71블록에서 지령된 데이터가 유효

▶ 11T가 아닌 경우

```
G72 W(△d)R(e) ;
G72P(ns)Q(nf)U(△u)W(△w)F(f)S(s)T(t) ;
  N(ns)
  - - -        A→ A'→B의 사상형상의 이동지령을 시퀀스 번호
  - - -        ns 와 nf까지의 블록에 지령한다.
  Q(nf)
```

△d : 절입량(반경 지령, 소수점 입력가능, 부호 없음)

e : 도피량

ns : 고정사이클의 구역을 지정하는 첫 번째 블록의 시퀀스 번호
nf : 고정사이클의 구역을 지정하는 두 번째 블록의 시퀀스 번호
△u : X축 방향의 정삭여유 거리(직경지령)
△w : Z축 방향의 정삭여유 거리
△d : 1회 절입량(반경지령, 소수점 입력 불가, 부호는 사용하지 않는다)
f, s, t : 황삭 가공시 이송속도, 주축속도, 공구선택, 즉 P와 Q사이의 데이터는 무시 되고 G72블록에서 지령된 데이터가 유효

(2) 공구 경로

프로그램으로 A→A'→B간의 사상형상을 주면 △u/2, △w의 사상여유를 남기고, 절입량 △d만큼씩 지정된 구역을 절삭해 나간다.

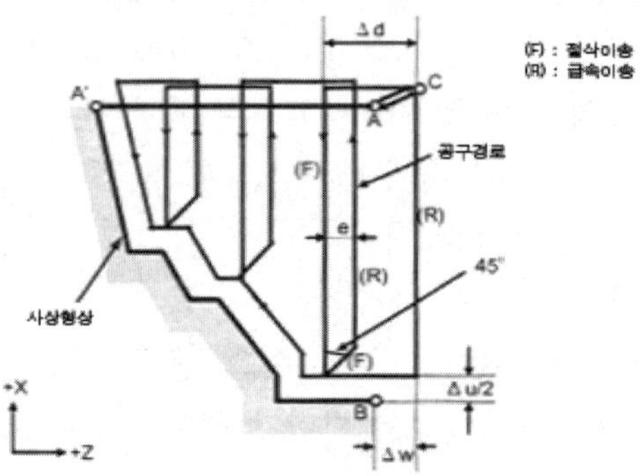

[그림 79] 단면 황삭사이클(G72)의 절삭경로(Type I)

예제) 단면황삭사이클(G72) 프로그램

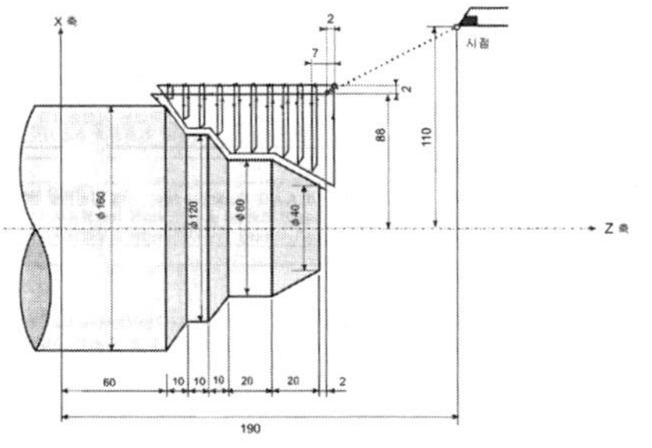

[그림 80] 단면황삭사이클(G72) 프로그램

```
G50X220.Z190.;
G00X176.Z132.;
G72W7.R1.;
G72P14Q19U4.W2.F0.3S550;
G00Z56.S700;
G01X120.W14.F0.15;
W10.;
X80.W10.;
W20.;
X36.W22.;
G70P14Q19;
```

라. 폐 루프(유형반복) 사이클(G73)

일정한 패턴을 조금씩 위치를 옮겨가면서 반복하여 가공 동작시키는 사이클이다. 이 사이클은 단조나 주조드의 소재형상이 되어 있는 가공물을 능률적으로 절삭하는 데에 효과적이다. G73에 있어서 I값 및 K값의 의미는 주조나 단조에 의해 1차 가공된 소재에서 도면상의 완성된 치수까지 남은 양을 의미한다. 예를 들어 가공해야 할 X값이 10, Z값이 5일 경우 I값은 5, K값은 5가 된다.

(1) 지령 형식

▶ 11T일 경우

```
G73 P(ns)Q(nf)U(△u)W(△w)I(△i)K(△k)D(d)F(f)S(s)T(t) ;
    N(ns)
    ---                    A→ A'→B의 사상형상의 이동지령을 시퀀스 번호
    ---                    ns 와 nf까지의 블록에 지령한다.
    Q(nf)
```

ns : 고정사이클의 구역을 지정하는 첫 번째 블록의 시퀀스 번호

nf : 고정사이클의 구역을 지정하는 두 번째 블록의 시퀀스 번호

△u : X축 방향의 정삭여유 거리(직경지령)

△w : Z축 방향의 정삭여유 거리

△i : X축 방향의 도피거리(반경지령)

△k : Z축 방향의 도피거리

d : 황삭가공 분할횟수(가공횟수)

f, s, t : 황삭 가공시 이송속도, 주축속도, 공구선택, 즉 P와 Q사이의 데이터는 무시되고 G73블록에서 지령된 데이터가 유효

▶ 11T가 아닌 경우

```
G73 W(△k)U(△i)R(d) ;
G73 P(ns)Q(nf)U(△u)W(△w)F(f)S(s)T(t) ;
   N(ns)
   ---              A→ A'→B의 사상형상의 이동지령을 시퀀스 번호
   ---              ns 와 nf까지의 블록에 지령한다.
   Q(nf)
```

△i : X축방향의 도피거리(반경지령)

△k : Z축방향의 도피거리

d : 황삭가공 분할횟수(가공횟수)

ns : 고정사이클의 구역을 지정하는 첫 번째 블록의 시퀀스 번호

nf : 고정사이클의 구역을 지정하는 두 번째 블록의 시퀀스 번호

△u : X축 방향의 정삭여유 거리(직경지령)

△w : Z축 방향의 정삭여유 거리

f, s, t : 황삭 가공시 이송속도, 주축속도, 공구선택, 즉 P와 Q사이의 데이터는 무시되고 G73블록에서 지령된 데이터가 유효

(2) 공구 경로

프로그램으로 A→A'→B간의 사상형상을 주면 △u/2, △w의 사상여유를 남기고, 절입량 △d만큼씩 지정된 구역을 절삭해 나간다.

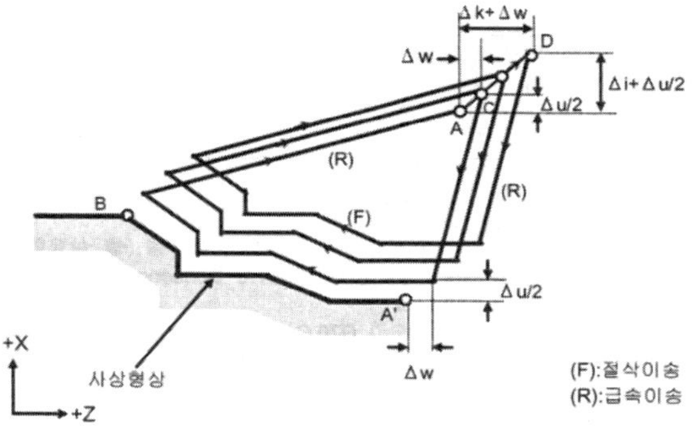

[그림 81] 폐 Loop 절삭사이클의 절삭경로

예제) 폐 Loop 절삭사이클(G73) 프로그램

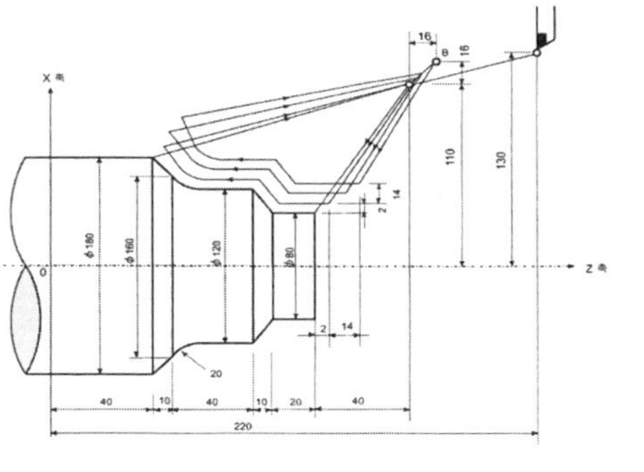

[그림 82] 단면황삭사이클(G72) 프로그램

```
G50X26.Z220
G00X220.Z160.;
G73U14.W14.R3.;
G73P14Q19U4.W2.F0.3S1800;
G00X80.W-40.;
G01W-20.F0.15S600;
X120.W-10.;
W-20.S400;
G02X160.W-20.R20.;
G01X180.W-10.S280;
G70P14Q19;
```

마. 단면 홈·펙(Peck)드릴링사이클(G74)

긴 칩이 발생하여 작업을 방해하는 경우 칩을 짧게 절단해야 할 필요가 있는 경우의 드릴작업, 단면 홈 작업, 보링작업에 주로 사용하는 기능이다. 드릴가공의 경우 X(U), I 및 D를 생략하고 Z축 방향의 동작을 지령한다.

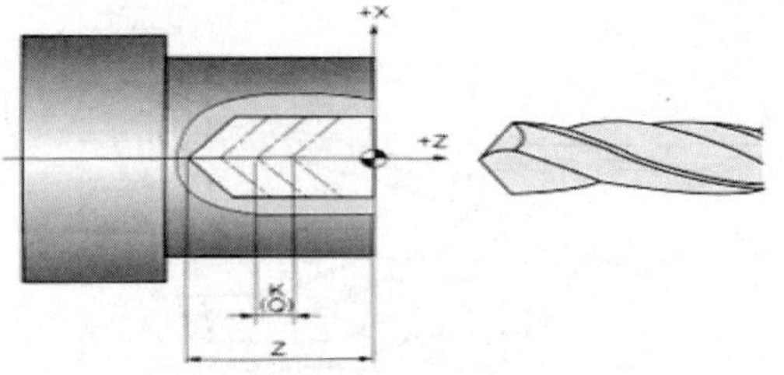

[그림 83] 단면홈·펙(Peck)드릴링사이클(G74)형상

(1) 지령 형식

▶ 11T일 경우

```
G74 X(U)_Z(W)_I(△i)K(△k)D(△d)F(f) ;
```

X(U) : 사이클이 끝나는 지점의 X좌표(생략하면 드릴사이클)
Z(W): 사이클이 끝나는 지점의 Z좌표
△i : X축 방향의 이동량(반경지령, 부호 없음)
△k : Z축 방향의 이동량(반경지령, 부호 없음)
△d : 절삭이동 끝점에서의 공구 도피량(반경지령, △d생략되면 0)
f : 이송속도

▶ 11T일 아닐 경우

```
G74 R(e) ;
G74 X(U)_Z(W)_P(△i)Q(△k)R(△d)F(f) ;
```

e : 1스텝 가공후 후퇴량((11T인 경우 파라미터에서 지정)
X(U) : 사이클이 끝나는 지점의 X좌표(생략하면 드릴사이클)
Z(W): 사이클이 끝나는 지점의 Z좌표
△i : X축 방향의 이동량(반경지령, 부호 없음)
△k : Z축 방향의 이동량(반경지령, 부호 없음)
△d : 절삭이동 끝점에서의 공구 도피량(반경지령, △d생략되면 0)
f : 이송속도

(2) 공구 경로

△k 절입, e 후퇴 사이클 동작을 반복한다. 절입이 C점에 이르면 공구를 △d도피하고 급속이송으로 돌아와 B점 방향으로 △i 이동하여 다시 절입을 시작한다.

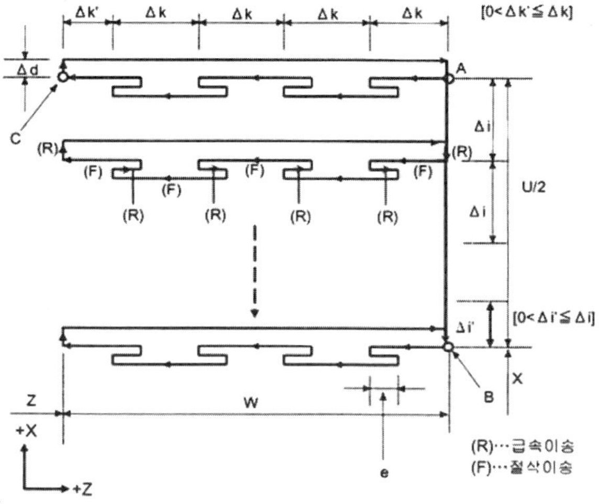

[그림 84] 단면홈·펙(Peck)드릴링사이클의 절삭경로(G74)

예제) 단면홈·펙(Peck)드릴링사이클 프로그램

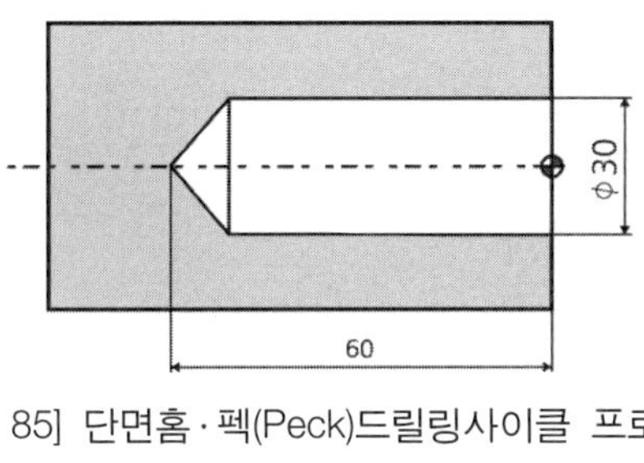

[그림 85] 단면홈·펙(Peck)드릴링사이클 프로그램

```
G00X150.Z250.;
G97S300M03;
G00X0.Z5.T1111M08;
G74Z-60.K3.F0.08;(11T 인 경우)
G74R1.;(11T아닌 경우)
G74Z-60.Q3000F0.08;
G00X150.Z250.T1100M09;
M05;
M02;
```

사. 내·외경홈·펙(Peck)드릴링사이클(G75)

G74와 같은 기능을 가진 고정사이클이다. 그러나 G74가 Z축에 평행한 절삭을 하는데 반해 G75는 X축에 평행한 절삭을 한다. G74, G75 모두 펙(Peck)드릴링, 홈절삭, 및 드릴가공에 이용되며 공구를 자동적으로 도피시키는 사이클이다.

(1) 지령 형식

▶ 11T일 경우

```
G75 X(U)_Z(W)_I(△i)K(△k)D(△d)F(f) ;
```

X(U) : 사이클이 끝나는 지점의 X좌표
Z(W): 사이클이 끝나는 지점의 Z좌표
△i : X축 방향의 이동량(반경지령, 부호 없음)
△k : Z축 방향의 이동량(반경지령, 부호 없음)
△d : 절삭이동 끝점에서의 공구 도피량(반경지령, △d생략되면 0)
f : 이송속도

▶ 11T가 아닌 경우

```
G75 R(e) ;
G75 X(U)_Z(W)_P(△i)Q(△k)R(△d)F(f) ;
```

e : 1스텝 가공후 후퇴량((11T인 경우 파라미터에서 지정)
X(U) : 사이클이 끝나는 지점의 X좌표(생략하면 드릴사이클)
Z(W): 사이클이 끝나는 지점의 Z좌표
△i : X축 방향의 이동량(반경지령, 부호 없음)
△k : Z축 방향의 이동량(반경지령, 부호 없음)
△d : 절삭이동 끝점에서의 공구 도피량(반경지령, △d생략되면 0)
f : 이송속도

(2) 공구 경로

△i 절입, e 후퇴 사이클 동작을 반복한다. 절입이 B점에 이르면 공구를 △d도피하고 급속이송으로 돌아와 C점 방향으로 △k 이동하여 다시 절입을 시작한다.

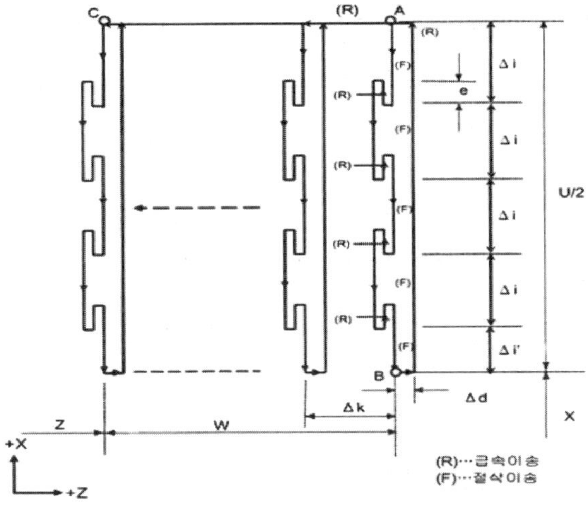

[그림 86] 내·외경홈·펙(Peck)드릴링사이클(G75) 절삭경로

예제) 내·외경홈·펙(Peck)드릴링사이클(G75) 프로그램

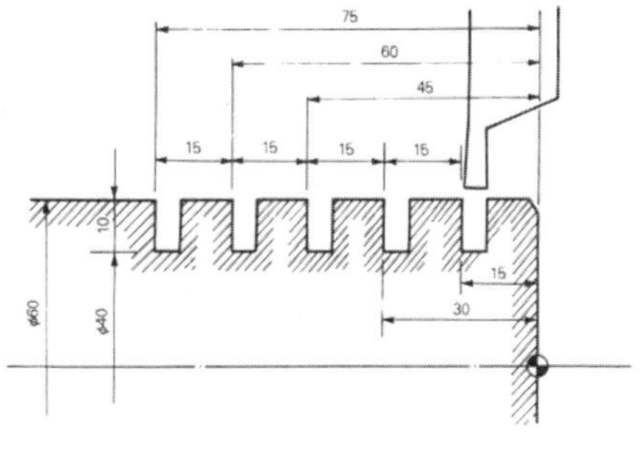

[그림 87] 내·외경홈·펙(Peck)드릴링사이클(G75)

```
G00X63.Z-15.;
G75X40.Z-75.I3.K15.F0.1;
G01X54.F0.1;            (첫번째 홈)
G00X56.;
G01X48.;
G00X50.;
G01X40.;
G00X63.;                (두번째 홈)
    Z-30.;
G01X54.;
G00X56.;
G01X48.;
```

3-4 드릴용 고정사이클(G80 ~ G89)

가. 드릴용 고정사이클의 개요

드릴용 고정 사이클은 드릴가공에서 사용빈도가 높은 몇 개의 가공동작을 여러 블록으로 지령하지 않고 G-코드를 포함한 한 블록으로 지령할 수 있기 때문에 프로그램을 간단하게 작성할 수 있고 메모리를 효율적으로 사용할 수 있다. 드릴용 고정 사이클의 종류와 용도는 〈표 13〉과 같다.

〈표 13〉 Drilling 용 고정 Cycle 일람표

G 코드	드릴 동작 (-Z방향)	구멍바닥 위치에서의 동작	도피동작 (+Z방향)	용도
G80	---	---	---	Cancel
G81	절삭이송	---	급속이송	Drill, Spot Drilling
G82	절삭이송	Dwell	급속이송	Drill, Counter Boring
G83	간헐이송	---	급속이송	Peck Drill Cycle
G83.1	간헐이송	---	급속이송	High Speed Peck Drill Cycle
G84	절삭이송	Dwell → 주축 역회전	절삭이송	Tapping
G84.2	절삭이송	Dwell → 주축 회전	절삭이송	Rigid Tapping
G85	절삭이송	---	절삭이송	Boring
G89	절삭이송	Dwell	절삭이송	Boring

드릴용 고정사이클은 [그림 88] 과 같이 6개의 동작 순서로 되어 있다

동작 1 : X, Y축의 위치 결정

동작 2 : R점 높이까지의 급속이송

동작 3 : 드릴링(절삭이송)

동작 4 : 구멍바닥에서의 동작

동작 5 : R점 높이까지의 도피(급속이송)

동작 6 : 초기점 높이까지의 도피(급속이송)

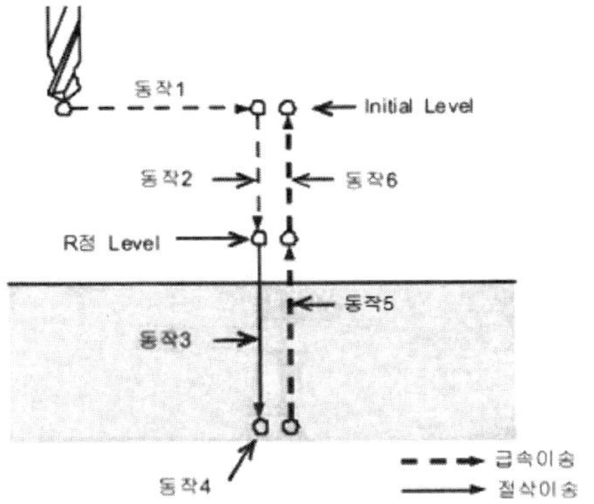

[그림 88] 드릴용 고정사이클의 동작 순서

(1) 복귀점 높이
- G98 : 초기점 복귀
- G99 : R점 복귀

G98(Initial Level 복귀)	G99(R점 Level 복귀)
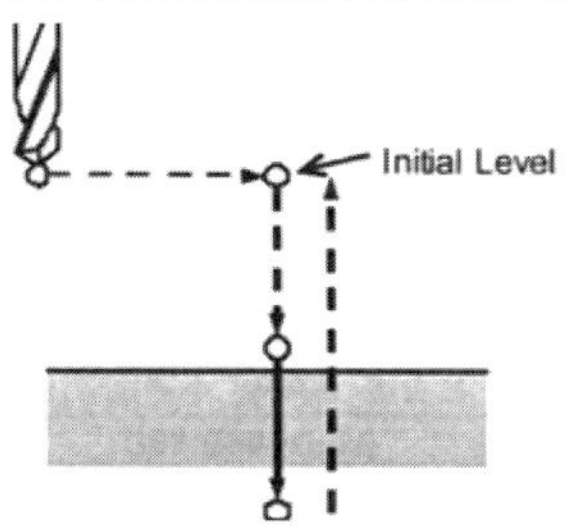	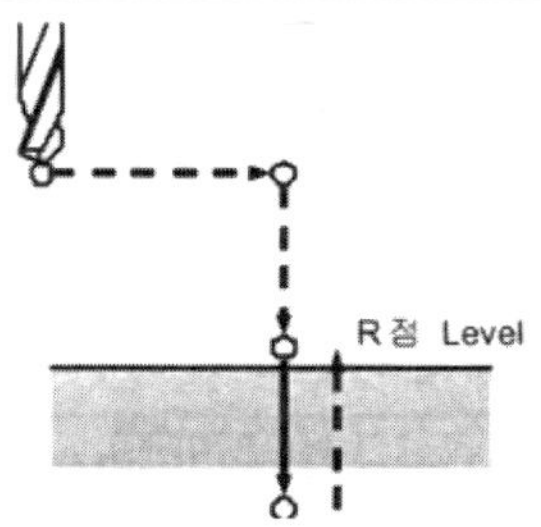

[그림 89] 초기점과 R점 복귀

(2) 드릴용 고정사이클 모드

G _	G98 G99	X_ Y _ Z _ R_ P_Q_ F_ L_또는 K_ S_ ;

G_ : 드릴용 고정사이클 모드
G98/G99 : 복귀점 위치
X, Y : 절대지령 또는 증분지령에 의한 구멍의 위치(급속이송)
Z : R점에서 구멍 바닥까지의 거리
R : 초기점에서 R점까지 거리(가공을 시작하는 Z좌표치)
P : 구멍바닥에서 휴지시간
Q : 회전당 절입량
F : 절삭 이송속도
L 또는 K : 반복횟수(0M에서는 K, 0M이외에서는 L로 지정하며, 횟수를 생략할 경우 1로 간주한다. 만일 0을 지정하면 구멍가공데이터는 기억하지만 구멍가공은 수행하지 않는다.)
S : 주축 회전수

G81 ~ G89는 모달G 코드이므로 드릴 고정사이클을 취소하는 G코드는 G80 및 G 코드 일람표에서 01그룹의 코드이다. 드릴 데이터는 드릴모드 중에 한 번 지정되면 그 데이터의 지정이 변경되거나 취소될 때까지 유지된다. 따라서 고정사이클의 개시에 필요한 드릴 데이터를 모두 지정하고, 고정사이클 중에는 변경되는 데이터만 지정한다. 등간격의 드릴을 반복하고 싶은 경우에는 그 횟수를 K_또는 L_로 지령하며 지령된 블록에서만 유효 한다. 최초 구멍우치를 증분으로 지령하며 만약 절대지령을 하면 같은 위치에서 반복하여 드릴작업을 한다.

① 드릴링, 스폿드릴링 사이클(G81)

X, Y축을 위치결정후 R점 높이까지 급속이송으로 이동하고, 그 후 R점 높이에서 Z점까지 드릴가공을 한 후 도피는 급속이송으로 한다. 주로 스폿드릴링에 사용한다.

▶ 지령형식

G 81	G98 G99	X_ Y _ Z _ R_ P_ F_ L_또는 K_ ;

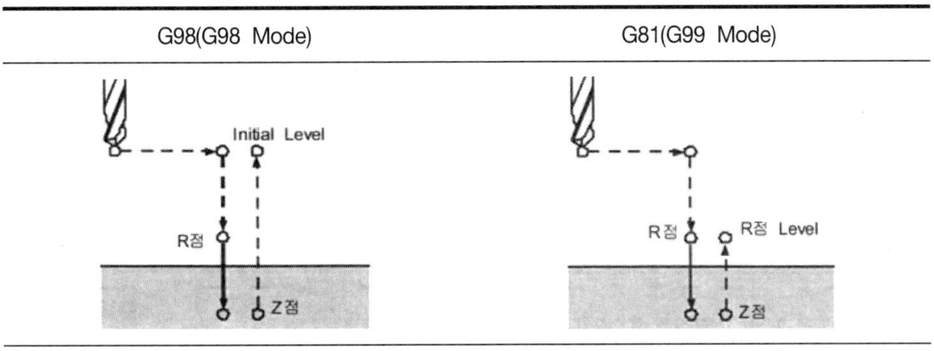

[그림 90] 드릴링, 스폿드릴링 사이클(G81) 동작

② 드릴링, 카운터보링(G82)

일반적으로 드릴가공에 사용하며 구멍바닥까지 절삭이송하여 구멍바닥에서 휴지를 실행한 후 급속이송으로 도피하므로 드릴깊이의 정밀도가 향상된다.

▶ 지령형식

G 82	G98 G99	X_ Y _ Z _ R_ P_ F_ L_또는 K_ ;

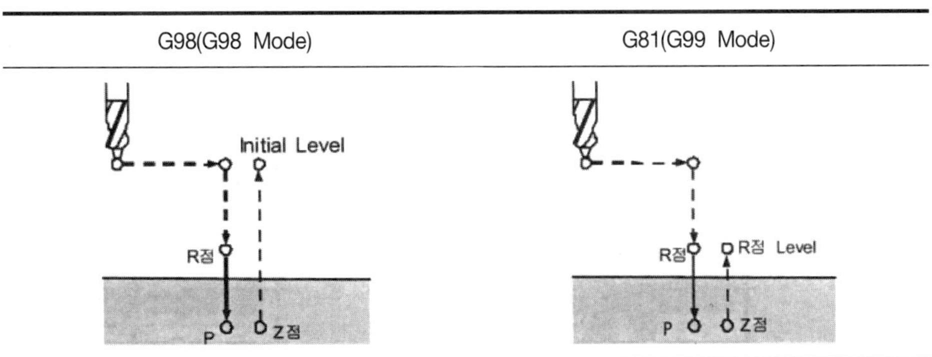

[그림 91] 드릴링, 스폿드릴링 사이클(G82) 동작

③ 펙드릴링사이클(G83)

절입 후 매번 R점까지 복귀하여 다시 절삭지점으로 급속이송한 다음 가공하기 때문에 칩배출이 용이하여 깊은 구멍가공에 적합하다. d값은 파라미터에 설정하며 Q의 지령값은 반드시 양수 값으로 지령한다.

▶ 지령형식

G 83	G98 G99	X_ Y _ Z _ R_ P_ Q_ F_ L_또는 K_ ;

G83 X_Y_Z_R_P_Q_F_L_ ;
- X_Y_ : Hole위치 Data
- Z_ : R점에서 Hole 바닥까지의 거리
- R_ : Initial Level에서 R점까지의 거리
- P_ : Dwell 시간
- Q_ : 회전당 절입량
- F_ : 절삭이송 속도
- L_ : 반복횟수(반복할 필요가 있을 때만)

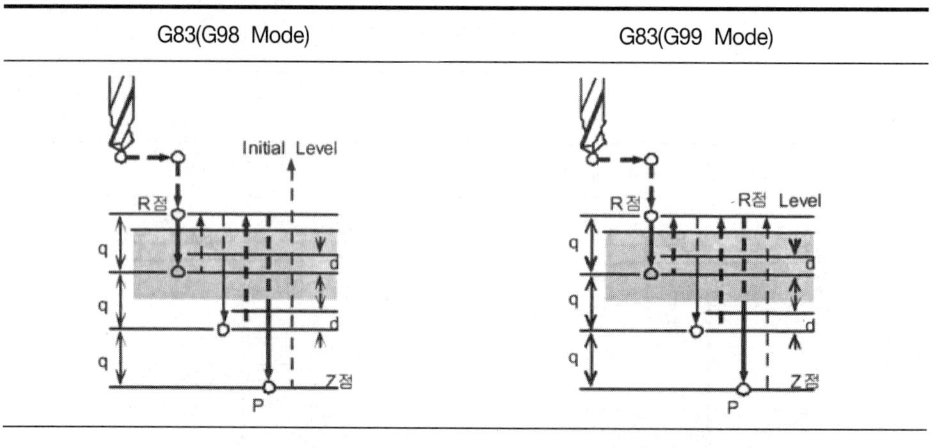

[그림 92] 펙 드릴링사이클(G83) 동작

④ 고속 펙드릴링사이클(G83.1)

Z축방향의 간헐이송으로 깊은 구멍을 절삭할 때 절삭칩의 배출을 용이하게 하여 도피량을 미세하게 설정할 수 있으므로 능률적으로 가공할 수 있다. d값은 파라미터에 설정하며 Q의 지령값은 반드시 양수값으로 지령한다.

▶ 지령형식

G83.1	G98 G99	X_ Y _ Z _ R_ P_ Q_ F_ L_또는 K_ ;

G83.1 X_Y_Z_R_P_Q_F_L_ ;
X_Y_ : Hole위치 Data
Z_ : R점에서 Hole 바닥까지의 거리
R_ : Initial Level에서 R점까지의 거리
P_ : Dwell 시간
Q_ : 회전당 절입량
F_ : 절삭이송 속도
L_ : 반복횟수(반복할 필요가 있을 때만)

G83.1(G98 Mode)	G83.1(G99 Mode)

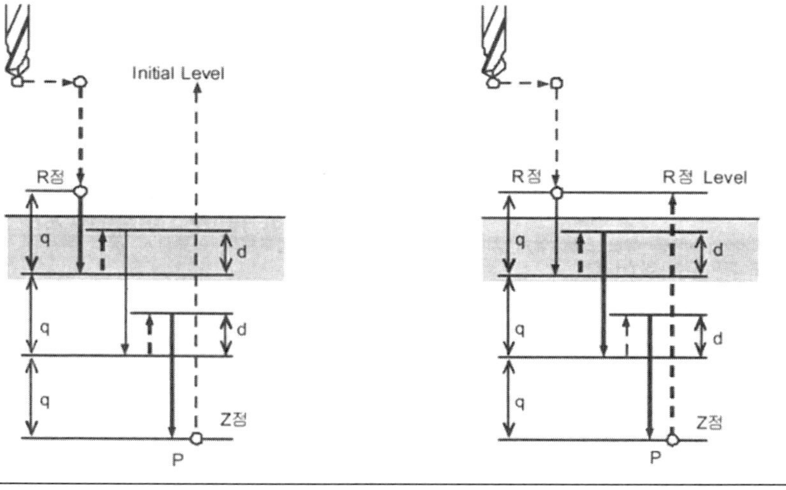

[그림 93] 펙 드릴링사이클(G83.1) 동작

⑤ 태핑사이클(G84)

주축을 정회전시켜 절입하고 구멍바닥에서 주축을 역회전 도피하여 태핑사이클을 실행한다. 회전당 이송에서는 이송속도=나사리드 입니다.

▶ 지령형식

G84	G98 G99	X_ Y _ Z _ R_ P_ F_ L_또는 K_ ;

G84 X_Y_Z_R_P_F_L_ ;

X_Y_ : Hole위치 Data

Z_ : R점에서 Hole 바닥까지의 거리

R_ : Initial Level에서 R점까지의 거리

P_ : Dwell 시간

F_ : 절삭이송 속도

L_ : 반복횟수(반복할 필요가 있을 때만)

G84(G98 Mode) G84(G99 Mode)

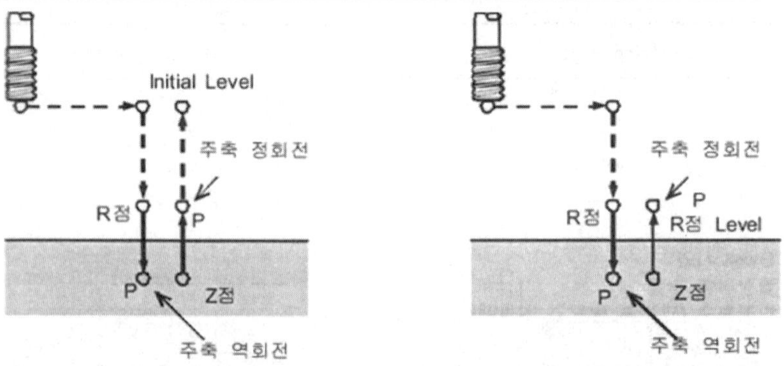

[그림 94] 태핑사이클(G84) 동작

⑥ 리지드 태핑사이클(G84.2)

주축의 모터를 서보모터와 같이 제어하여 절삭이 태핑사이클을 실행한다.
회전당 이송에서는 이송속도=나사리드 이다.

▶ 지령형식

G84.2	G98 G99	X_ Y _ Z _ R_ P_ F_ L_또는 K_ S_ ;

G84.2 X_Y_Z_R_P_F_L_S_ ;

X_Y_ : Hole위치 Data	
Z_	: R점에서 Hole 바닥까지의 거리
R_	: Initial Level에서 R점까지의 거리
P_	: Dwell 시간
F_	: 절삭이송 속도
L_	: 반복횟수(반복할 필요가 있을 때만)
S_	: 주축 회전수

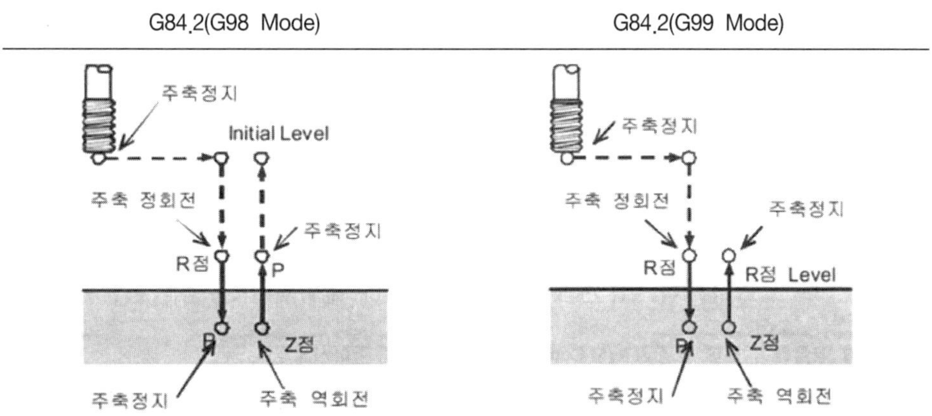

[그림 95] 리지드 태핑사이클(G84.2) 동작

⑦ 보링사이클(G85)

일반적으로 리머작업에 많이 사용하는 기능으로, G84의 기능과 같지만 구멍의 바닥에서 주축이 역회전 하지 않는다. 공구가 구멍의 바닥에서 빠져 나올 때도 잔여량을 절삭하면서 나오게 된다.

▶ 지령형식

G85	G98 G99	X_ Y _ Z _ R_ F_ L_또는 K_ ;

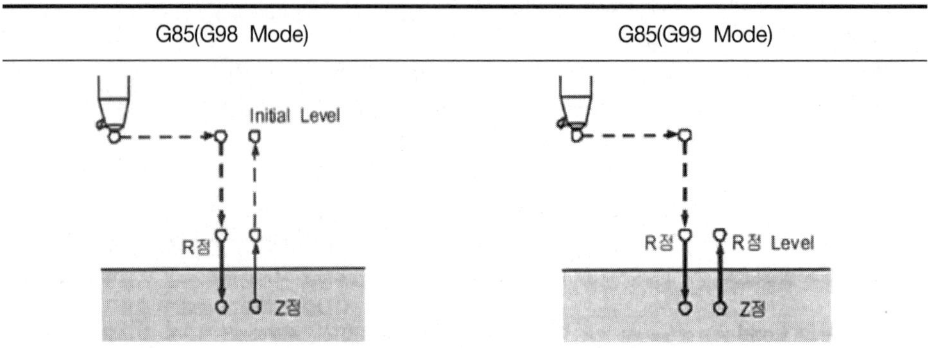

[그림 96] 보링사이클(G85) 동작

⑧ 보링사이클(G89)

G85의 기능과 동일하나, 구멍의 바닥에서 일정시간 휴지한다.

▶ 지령형식

G89	G98 G99	X_ Y _ Z _ R_ F_ L_또는 K_ ;

G89 X_Y_Z_R_P_F_L_ ;
X_Y_ : Hole위치 Data
Z_ : R점에서 Hole 바닥까지의 거리
R_ : Initial Level에서 R점까지의 거리
P_ : Dwell 시간
F_ : 절삭이송 속도
L_ : 반복횟수(반복할 필요가 있을 때만)

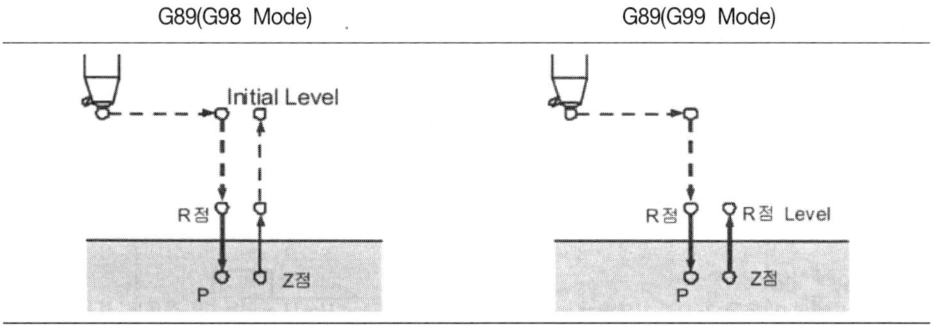

[그림 97] 보링사이클(G89) 동작

⑨ 드릴용 고정사이클 취소(G80)

모든 고정사이클을 취소하며, 이후 정상적인 동작을 실행한다. 이 경우 R점과 Z점 및 기타 구멍가공 데이터 모두가 취소된다.

G80 ;

3-4-1 나사절삭

하나의 나사를 만들려면, 황삭에서 정삭까지 여러번 같은 경로에서 나사절삭을 실행한다. 나사가공은 주축에 부착된 주축 위치검출기(Position corder)에서 1회전 신호를 검출하여 이동을 시작한다. 그 때문에 몇 번씩 나사절삭을 하여도 공작물 원주상의 시작점 및 공구의 경로는 같게 된다. 단, 황삭에서 정삭까지의 주축회전수는 일정해야 한다(G97사용). 주축회전수가 변할 경우에는 나사가 다소 어긋나는 경우가 있다.

나사절삭 중 이송속도 오버라이드(Override)와 스핀들 오버라이드(Override)는 무효이고 100%로 고정된다. 또한 나사가공 중에는 나사의 불량방지를 위하여 이송정지(Feed hold)기능이 무효화 된다. 그러므로 나사가공 중에 이송정지 버튼을 누르더라도 그 블록의 나사가공이 완료된 후에 정지한다. 나사절삭 블록중에 모따기·Corner R을 지정해서는 안 되며, 나사가공시 시작 및 끝부분에서 서보(Servo)계의 지연 등으로 보통 피치에러에서 오는 불량방지를 위하여

나사가공 시작점은	X축은 수나사 외경에 피치의 2배를 더한 위치가 좋고 Z축은 1피치 떨어진 위치가 좋다.

▶ 나사 Lead의 관계식

L = N × P

L = 나사의 리드(Lead)

N = 나사의 줄수(다줄나사의 줄수)

P = 나사의 피치(Pitch)

1) 지령가능한 나사절삭 G코드

- G32 : 등간격 Lead 나사절삭
- G34 : 가변 Lead 나사절삭
- G92 : 단일형 고정 나사절삭 Cycle
- G76 : 복합형 고정 나사절삭 Cycle

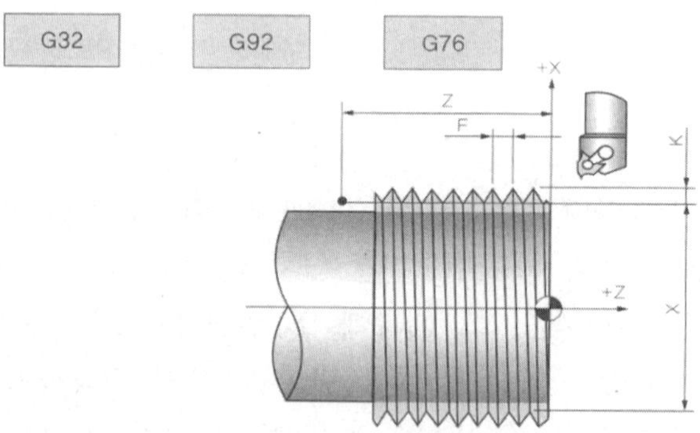

[그림 98] 나사가공 형상

가) 등간격 Lead 나사절삭(G32)

등간격 Lead의 직선나사, 테이퍼나사 및 정면나사를 절삭할 수 있다.

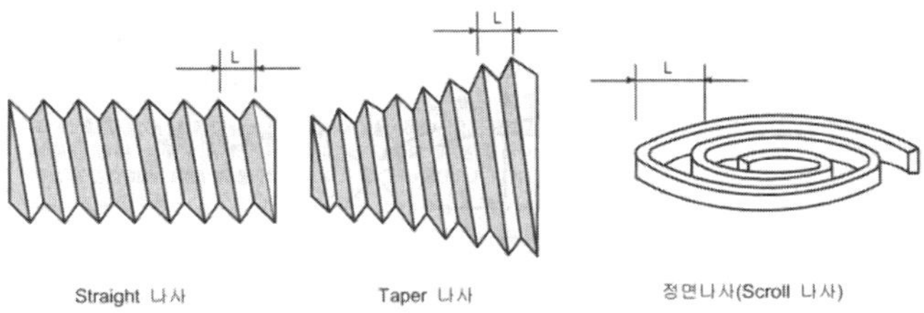

[그림 99] 나사의 종류

▶ 지령형식

```
G32 X(U)_ Z(W)_ Q_  F_ ;
```

X(U)_ : 1회 절입시 나사 골지름(직경값)

Z(W)_ : 나사가공 길이(불완전나사부를 포함한 좌표값)

Q_ : 나사절삭 개시각도(한줄 나사일 경우 Q0.0이므로 생략, 다줄나사 절삭시 사용)

F : 나사의 리드(Lead), 나사의 리드(L)은 줄수(n)에 피치(p)를 곱한 값이므로, 한줄나사의 경우 리드는 피치와 같다.)

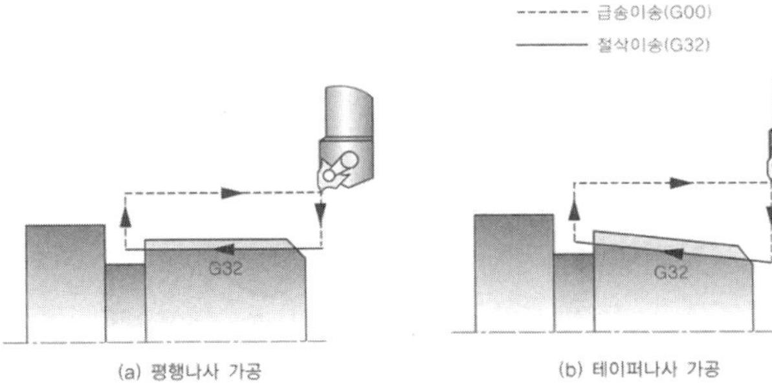

[그림 100] G32 나사가공 공구경로

예제) 직선 나사 및 테이퍼나사 절삭 공구경로 및 프로그램

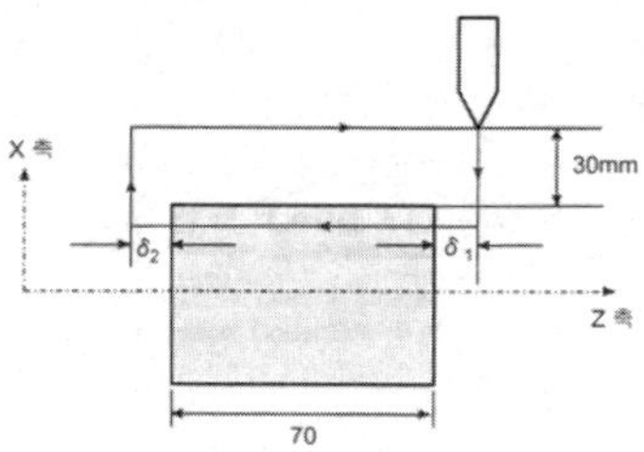

[그림 101] 직선나사

(직선나사)
나사의 리드 : 4mm, δ 1 =3mm,
δ 2 =1.5mm
절입깊이 : 1mm(2회절입)프로그램

```
G00U-62.;
G32W-74.5F4.;
G00U62.;
    W74.5;
    U-64.; (2회때는 나머지1mm절입)
G32W-74.5;
G00U64.;
W74.5;
```

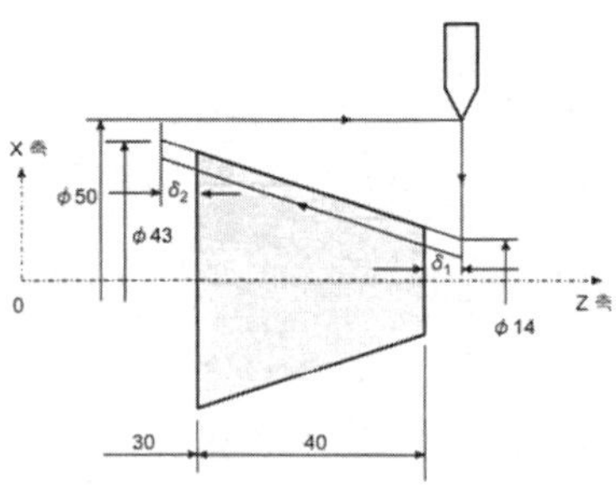

[그림 102] 테이퍼 나사

(테이퍼나사)
나사의 리드 : Z방향으로3.5mm,
δ 1 =2mm, δ 2=1mm
절입깊이 : X방향으로 1mm(2회절입)프로그램

```
G00X12.Z72.;
G32X41.Z29.F3.5;
G00X50.;
    Z72.;
    X10.;(2회때는 나머지1mm절입)
G32X39.Z29.;
G00X50.;
    Z72.;
```

나) 다줄나사 절삭

원주상에 나사의 시작점이 2개 이상인 나사를 다줄나사라 한다. 한줄나사 형상을 완성하고 다시 개시각도를 이동(Shift)시켜 다음 1회를 절삭한다. 스핀들의 1회전 신호에서 나사절삭 개시까지의 각도를 주소(address) Q로 지정하여 나사절삭의 개시각도를 이동(shift)할 수 있으므로 다줄나사를 간단하게 가공할 수 있다.

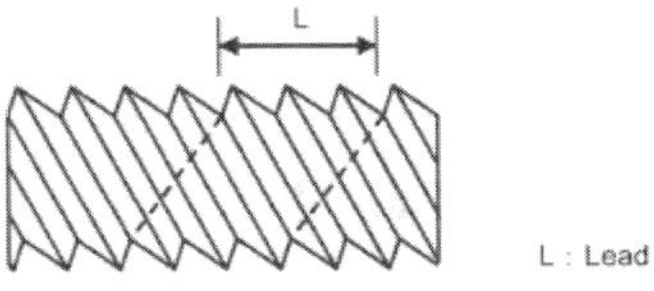

[그림 103] 다줄나사 절삭공정

▶ 지령형식

```
G32 X(U)_ Z(W)_ Q_  F_ ;
```

X(U)_ : 1회 절입시 나사 골지름(직경값)

Z(W)_ : 나사가공 길이(불완전나사부를 포함한 좌표값)

Q_ : 나사절삭 개시각도(1줄 나사일 경우 Q0.0이므로 생략, 다줄나사 절삭시 사용)

F : 나사의 리드(Lead) (나사의 리드(L)은 줄수(n)에 피치(p)를 곱한 값이므로, 1줄나사의 경우 리드는 피치와 같다.)

```
2줄나사(개시각도 0° , 180° )의 경우
G00 X40. ;
G32 W-38. F4. Q0 ;
G00 X72. ;
    W38. ;
    X40. ;
G32 W-38. F4. Q180000 ;
G00 X72. ;
    W-38. ;
```

예제) 다줄나사 프로그램

※ 제한사항

① 개시각도(Q)는 Modal이 아니므로 필요할 때마다 지령하며, 지령이 없을 때는

"0° "로 간주한다.

② 개시각도 지령단위(Q)는 0.001°이며, 소수점은 지령할 수 없다.

예) Shift 각도 180°의 경우 Q180000으로 지령한다.

③ 개시각도 지령범위(Q)는 0 ~ 3600000(0.001° 단위)이다.

다) 가변 Lead 나사절삭(G34)

나사 1회전당 Lead의 증가 또는 감소량을 지령하여 가변 Lead의 나사를 절삭할 수 있다. K이외에는 G32의 직선, 테이퍼나사절삭의 경우와 같다.

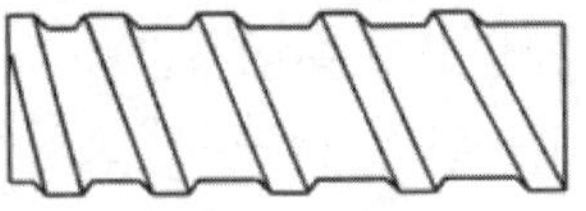

[그림 104] 가변 Lead 나사

▶ 지령형식

X(U)_ : 1회 절입시 나사 골지름(직경값)

Z(W)_ : 나사가공 길이(불완전나사부를 포함한 좌표값)

K_ : 주축 1회전당 Lead의 증감량

F : 나사의 리드(Lead) (나사의 리드(L)은 줄수(n)에 피치(p)를 곱한 값이므로, 한줄나사의 경우 리드는 피치와 같다)

예) 가변 Lead 나사절삭(G34) 프로그램

```
시점에서 Lead : 8mm
Lead의 증감량 : 0.3mm/rev
      G34 Z-72. F8. K0.3 ;
```

라) 단일형 고정 나사절삭 Cyle(G92)

공구경로의 1→2→3→4의 과정을 1Cycle로 1회 나사가공을 하고 초기점으로 자동 복귀 한다.(보통 나사가공은 1회 가공으로 완성할 수 없으므로 반복 절삭가공으로 나사를 완성한다. 단일형 고정Cycle Mode를 취소하려면 G90,G92,G94이외의 G01그룹 코드를 지령한다. 테이퍼 형상의 길이방향 절삭종료점의 좌표값(A')와 테이퍼량(R)의 부호로 정해진다.(종점을 기준으로 시점의 위치가 위쪽(+), 아래쪽(-) 부호가 된다.)

공구경로는 직선나사 절삭 Cycle과 같이 4개 동작을 실행한다. 단, 1동작은 개시점(A)에서 테이퍼량을 더한 위치까지 급속이송으로 이동한다. 그 이후 동작은 직선나사 절삭 Cycle 경우와 같다. 인치(inch)나사절삭은 주소(address) E지정에 의한 나사절삭을 실행할 수 있다. 단일형 고정사이클 모드를 취소하려면 G90, G92, G94이외의 01 그룹 코드를 지령한다.

▶ 지령형식

G92 X(U)_ Z(W)_ R(I)_ Q_ F_ ;

X(U)_ : 1회 절입시 나사 골지름(직경값)
Z(W)_ : 나사가공 길이(불완전나사부를 포함한 좌표값)
R(I) : 테이퍼량(X축 기울기 량, 반경값)
Q : 나사절삭 개시각도의 Shift각도(0.001° 단위, 0 ~ 360° 범위)
F : 나사의 리드(Lead)

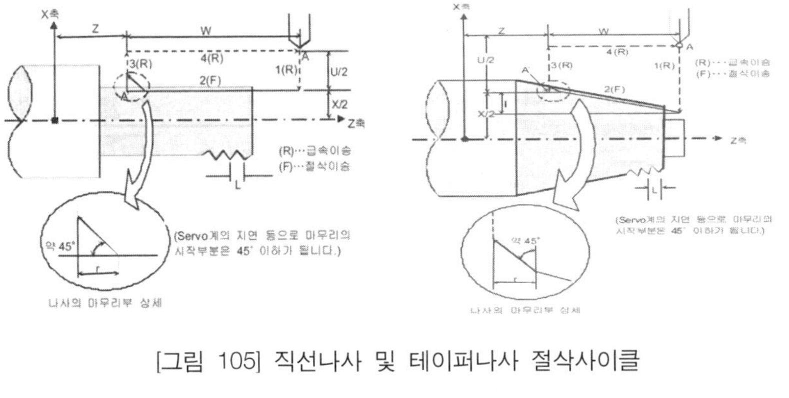

[그림 105] 직선나사 및 테이퍼나사 절삭사이클

▶ 테이퍼량의 부호와 공구경로의 관계

공구경로는 테이퍼 량(Address I, J, K)의 부호와 절대지령 또는 증분지령에 의한 길이방향 절삭 종료 점과의 관계는 아래의 표와 같다.

<table>
<tr><th>외경가공</th><th>내경가공</th></tr>
<tr><td>1. U〈0, W〈0.1〈0</td><td>2. U〉0, W〈0.1〉0</td></tr>
<tr><td>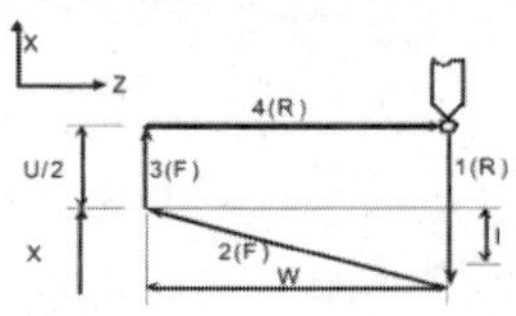</td><td>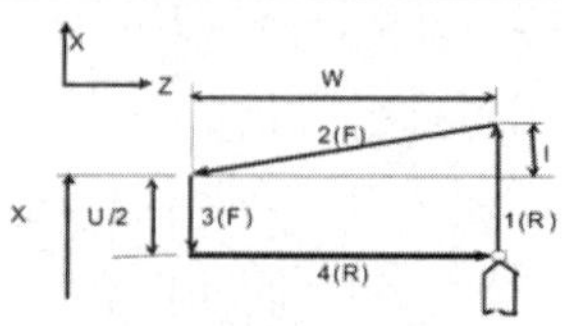</td></tr>
<tr><td>3. U〈0, W〈0.1〉0
단, |I| ≦ |U/2|</td><td>4. U〉0, W〈0.1〈0
단, |I| ≦ |U/2|</td></tr>
<tr><td>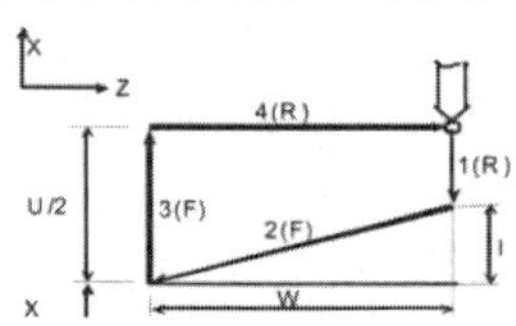</td><td>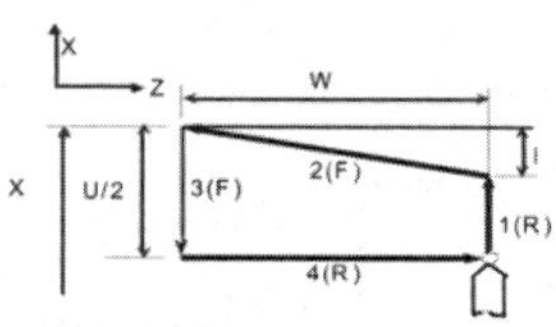</td></tr>
</table>

[그림 106] 테이퍼량의 부호와의 공구경로의 관계

▶ 나사절삭 사이클중의 Feed Hold

나사절삭 중(2의 동작)에 Feed Hold가 걸리면 공구는 곧바로 모따기를 하면서 도피하여 X축, Z축의 순서로 출발점으로 복귀한다. 도피할 때의 모따기 각도는 종점의 모따기 각도와 같다.

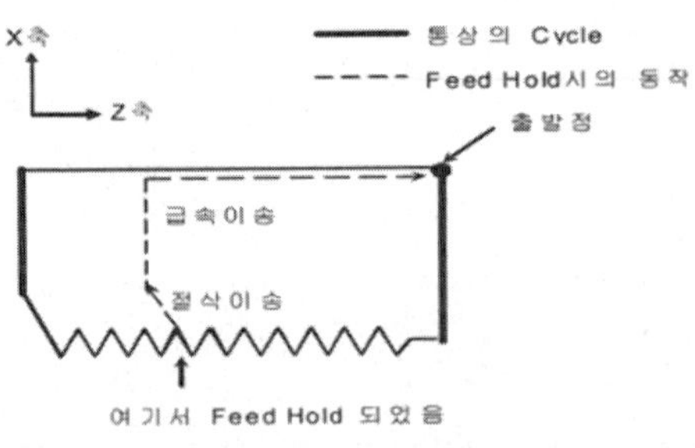

[그림 107] 나사절삭 사이클 중의 Feed Hold시 동작

예제) 직선나사 절삭Cycle 프로그램

[G92의 지령의 경우]

나사의 리드 : 2   공구의 위치 : Z73.0   1회 절삭깊이 : 0.25   절삭 횟수 : 3회

```
G92 X19.5 Z34.0 F2.0 ;
X19.0 ;
X18.5 ;
```

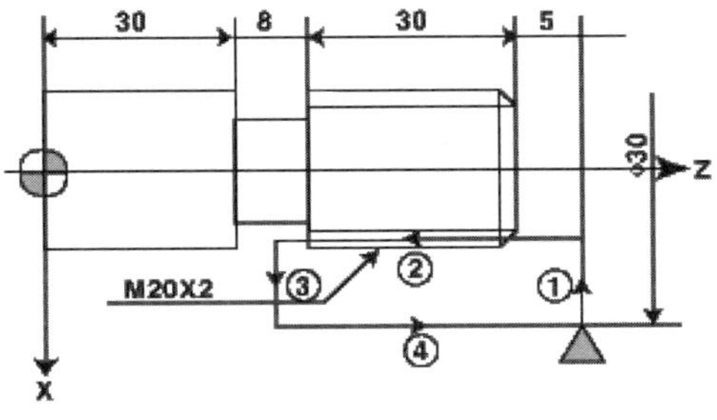

[그림 108] 직선나사 절삭Cycle 프로그램

예제) 테이퍼나사 절삭 Cycle 프로그램

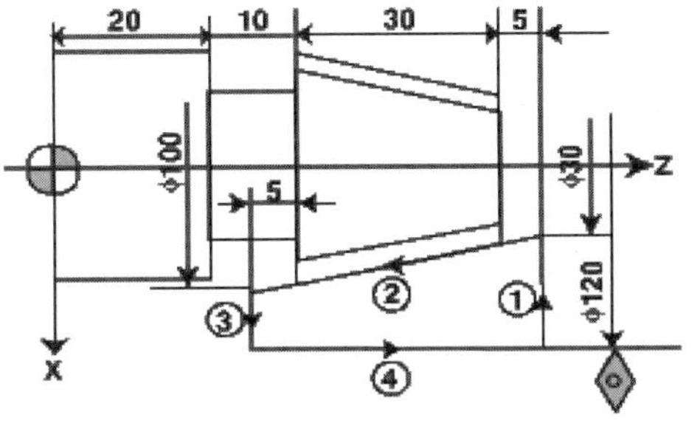

[그림 109] 직선나사의 절삭예제

나사의 리드 : 2   1회 절삭 깊이 : 0.3

절삭 횟수 : 3회   I = (D-d) / 2

[G92의 지령의 경우]

G00 X120.0 ;

G92 X29.4 Z25.0 I-35.0 F2.0 ;

X28.8 ;

X28.2 ;

라) 복합형 고정 나사절삭 Cyle(G76)

복합형 나사절삭 사이클은 나사절삭 2회 이상의 절입량이 자동적으로 계산되기 때문에 단일형 나사절삭 사이클(G92)처럼 1회마다 절입량을 지령할 필요가 없다. 한 개의 블록으로 나사절삭을 지령할 수 있다.

(1) 지령형식

▶ 11T 일 경우

G76 X(U_ Z(W)_I(i)_ K(k)_ D(△d)_ A(a)_ F(L)_ P(p)_ Q(q)_ ;

X(U) : 나사 최종 골지름

Z(W) : 나사절삭 길이

a : 인선의 각도(나사산의 각도) 1° 단위, 범위는 0 ~ 120° (생략시는 0° 로 간주한다.)

- 어드레스 A는 소수점을 붙여도 무효이다.
  즉, 60° 를 지령할 경우 A60.과 A60은 같은 값이 된다.

I : 테이퍼 량(반경지령, i=0으로 하면 평행나사 절삭이 된다.)

k : 나사산의 높이(반경지령, 양수로 지정, 소수점사용불가)

△d : 첫 회(최초) 절입량(반경지령, 양수로 지정, 소수점사용불가)

L : 나사의 리드

p : 절입방법(생략시와 P0은 절삭량 일정한 외날절삭)

P1 : 절삭량일정 외날절삭

P2 : 절삭량일정 양날절삭

P3 : 절입량일정 외날절삭

P4 : 절입량일정 양날절삭

- P2 ~ P4의 절입을 사용하려면 복합형 고정Cycle II의 Option이 필요하다.

q : 나사절삭 개시각도 Shift(이동량)(소수점입력 불가)
(0.001° 단위, 범위0 ~ 360°)

▶ 11T 가 아닌 경우

```
G76 P(m)(r)(a) Q(△dmin)R(d) ;
G76X(U)_Z(W)_R(i)P(k)Q(△d)F(L) ;
```

m : 정삭 반복횟수(1 ~ 99까지)

r : 나사의 모따기 량(r=10일 경우 45° 각도로 모따기, 0 ~ 99까지)
- Lead를 L로하면 0.0L ~ 9.9L의 범위에서 0.1씩 2자리수의 수치로 지정한다.

a : 나사산의 각도(80°, 60°, 55°, 30°, 29°, 0° 6종류 선택가능)
- 어드레스 A는 소수점을 붙여도 무효입니다. 즉, 60° 를 지령할 경우 A60.과 A60은 같은 값이 된다.

m, r, a를 어드레스 P로 한 번에 지정하면, 예를 들어 m=2, r1.2 L, a=60° 일때 (L은 나사의 Lead)

P02(m)12(r)60(a)

△dmin : 최소 절입량, 반경지령, 소수점 사용불가(이 사이클에서는 골지름과 최소 절입 량을 지정하면 가공횟수에 따라 자동으로 절입량이 작아지나 이 값보다 더 작아지지는 않는다.)

d : 정삭여유(반경지령)

X(U) : 나사 최종 골지름

Z(W) : 나사절삭 길이

I : 테이퍼량(반경지령, i=0이면 평행나사 절삭)

k : 나사산의 높이(반경지령, 양수로 지정, 소수점사용 불가)

△d : 첫 회(최초) 절입량(반경지령, 양수로 지정, 소수점사용 불가)

L : 나사의 리드

▶ 절입방법

P1, P2, P3, P4의 4개의 절입방법이 있으며, 자세한 절입방법을 나타낸 것이다.

예제) 복합형 고정 나사절삭 Cyle(G76)프로그램

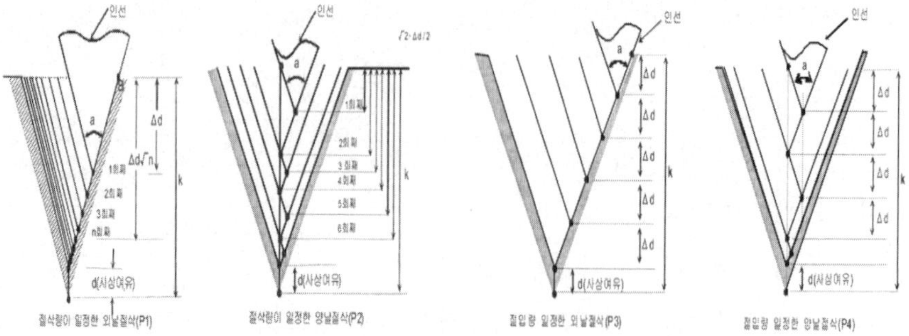

[그림 110] 절삭량이 일정한 외날절삭 / 절날절삭 절입방법

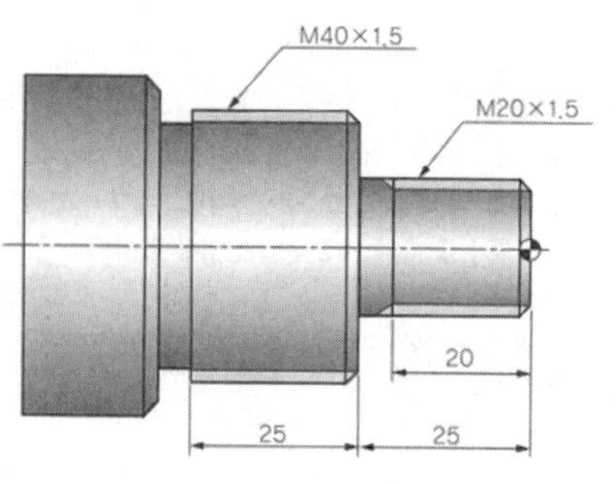

[그림 111] 복합형 고정 나사절삭 Cyle(G76)

```
T0300;
G97S800M03;
G00X23.Z1.5T0303M08;
G76P021060Q50R20;(11T가 아닌 경우)
G76X18.22Z-21.5P890Q350F1.5;
G76X18.22Z-21.5K0.89D350F1.5A60;(11T인경우)
G00X43.Z-23.5;
G76P021060Q50R20;(11T가 아닌 경우)
G76X38.22Z-51.5P890Q350F1.5;
G76X38.22Z-51.5K0.89D350F1.5A60;(11T인경우)
G00X150.Z200.T0300M09;
```

▶ 나사절삭 데이터

나사절삭시 X데이터의 지령과 G76코드 사용시 K(나사산의 높이), Q 또는 D(첫번째 절입깊이)는 표70의 나사절삭데이터를 참조하여 입력하면 된다.

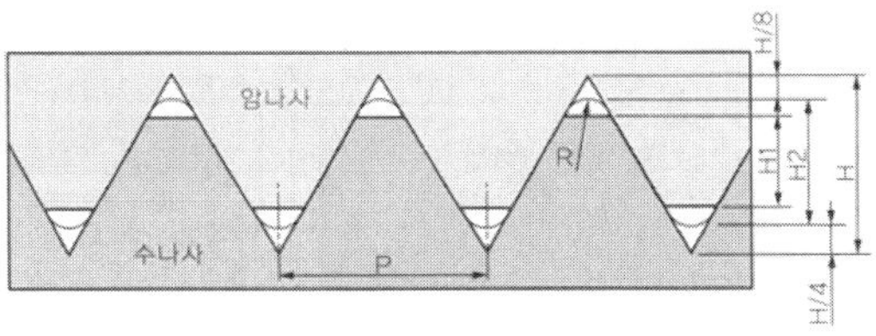

[그림 112] 나사의 호칭 표기

〈표 14〉 나사 가공 절입 조건표(SM45C 초경공구 가공DATA, 반지름값)

피치	P	1.00	1.25	1.50	1.75	2.00	2.50	3.00	3.50	4.00	4.50	5.00	5.50	6.00
절입깊이	H2	0.60	0.74	0.89	1.05	1.19	1.49	1.79	2.08	2.38	2.68	2.98	3.27	3.57
접촉높이	H1	0.541	0.677	0.812	0.947	1.083	1.353	1.624	1.894	2.165	2.435	2.706	2.977	3.248
구석반경	R	0.07	0.09	0.11	0.13	0.14	0.18	0.22	0.25	0.29	0.32	0.36	0.40	0.43
절입횟수	1	0.25	0.35	0.35	0.35	0.35	0.40	0.40	0.40	0.40	0.40	0.45	0.45	0.45
	2	0.20	0.19	0.20	0.25	0.25	0.30	0.35	0.35	0.35	0.35	0.35	0.40	0.40
	3	0.10	0.10	0.14	0.15	0.19	0.22	0.27	0.30	0.30	0.30	0.30	0.35	0.35
	4	0.05	0.05	0.01	0.10	0.12	0.20	0.20	0.25	0.25	0.30	0.30	0.30	0.30
	5		0.05	0.05	0.10	0.10	0.12	0.20	0.20	0.25	0.25	0.25	0.30	0.30
	6			0.05	0.05	0.08	0.10	0.13	0.14	0.20	0.20	0.25	0.25	0.25
	7				0.05	0.05	0.05	0.01	0.10	0.15	0.20	0.20	0.20	0.25
	8					0.05	0.05	0.05	0.10	0.14	0.15	0.15	0.15	0.20
	9						0.02	0.05	0.10	0.10	0.10	0.15	0.15	0.15
	10							0.02	0.05	0.10	0.10	0.10	0.10	0.15
	11							0.02	0.05	0.10	0.10	0.10	0.10	0.10
	12								0.02	0.05	0.09	0.10	0.10	0.10
	13								0.01	0.02	0.05	0.09	0.10	0.10
	14									0.02	0.05	0.05	0.08	0.10
	15										0.05	0.05	0.05	0.08
	16										0.02	0.05	0.05	0.05
	17											0.02	0.05	0.05
	18											0.02	0.05	0.05
	19												0.02	0.05
	20												0.02	0.05
	21													0.02
	22													0.02

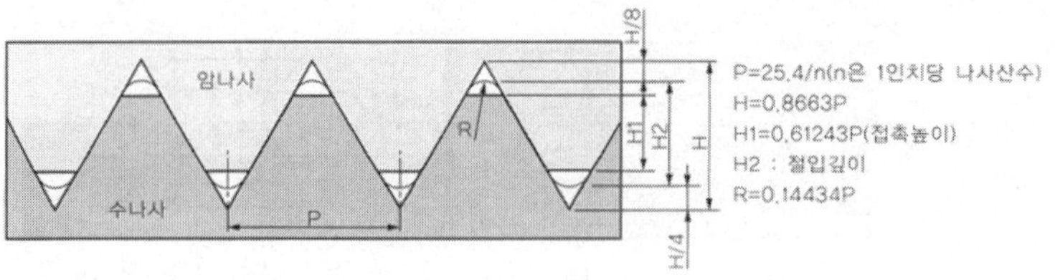

[그림 113] 나사의 호칭 표기

〈표 15〉 인치나사 절입 조건표(반지름 값)

나사산수	n	24	20	18	16	14	12	10	8	6
피　　치	P	1.058	1.270	1.411	1.588	1.814	2.117	2.540	3.175	4.233
절입깊이	H2	0.68	0.81	0.90	1.02	1.16	1.36	1.63	2.03	2.71
접촉높이	H1	0.573	0.687	0.764	0.859	0.982	1.146	1.375	1.718	2.291
구석반경	R	0.15	0.17	0.19	0.22	0.25	0.29	0.35	0.44	0.58
절입횟수	1	0.30	0.30	0.35	0.35	0.40	0.40	0.40	0.40	0.40
	2	0.20	0.20	0.20	0.25	0.25	0.25	0.30	0.30	0.35
	3	0.10	0.20	0.20	0.20	0.25	0.25	0.25	0.25	0.30
	4	0.05	0.06	0.10	0.10	0.10	0.20	0.25	0.25	0.30
	5	0.03	0.05	0.05	0.07	0.10	0.15	0.15	0.25	0.25
	6				0.05	0.06	0.06	0.15	0.20	0.25
	7						0.05	0.08	0.15	0.25
	8							0.05	0.10	0.20
	9								0.08	0.20
	10								0.05	0.10
	11									0.06
	12									0.05

실습도면1

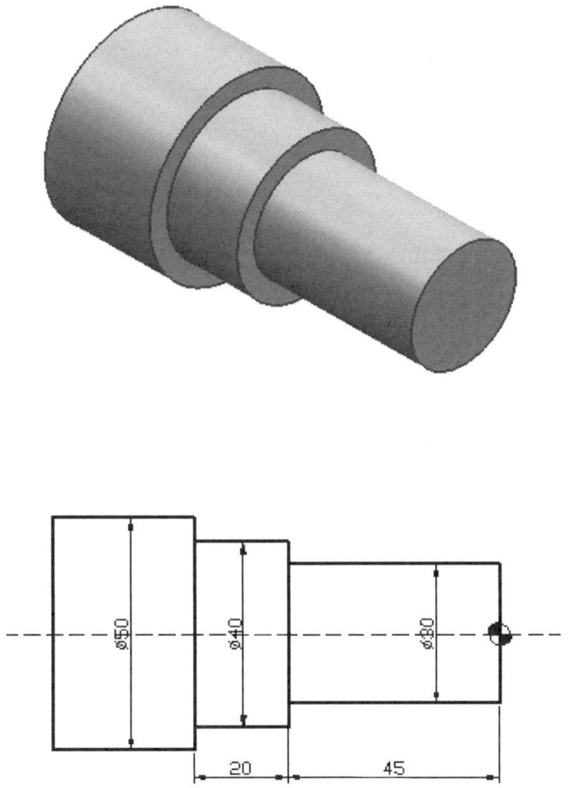

소재치수	재 질	절 삭 조 건				
		가공공정	공구번호	주축회전수 (rpm)	이송속도 (mm/min)	절입량
ϕ50 × 85	SM20C	외경황삭	T0100	130	0.25	4mm(직경)

Worksheet

No.	G Code 작성란
01	
02	
03	
04	
05	
06	
07	
08	
09	
10	
11	
12	
13	
14	
15	
16	
17	
18	
19	
20	
21	
22	
23	
24	
25	
26	
27	
28	
29	
30	

실습도면2

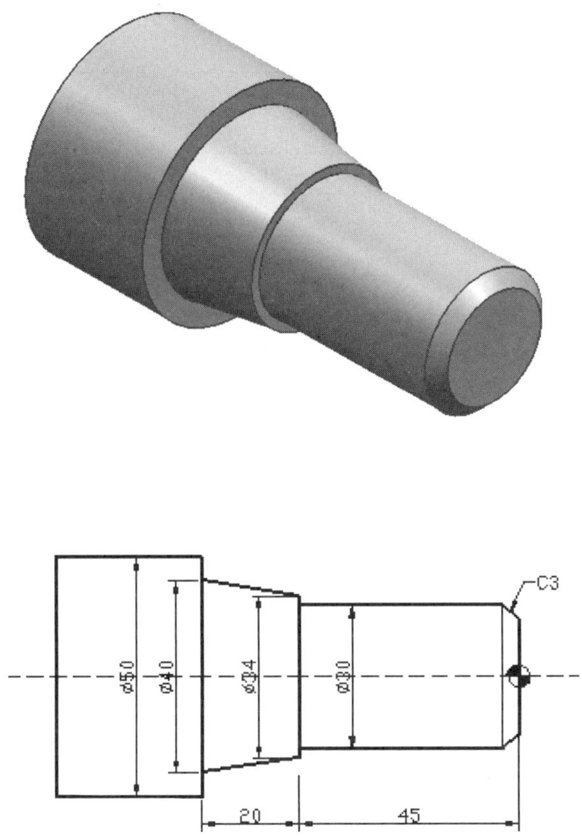

소재치수	재 질	절 삭 조 건				
		가공공정	공구번호	주축회전수 (rpm)	이송속도 (mm/min)	절입량
φ50 × 85	SM20C	외경황삭	T0100	130	0.25	4mm(직경)
		외경정삭	T0300	150	0.15	

Worksheet

No.	G Code 작성란
01	
02	
03	
04	
05	
06	
07	
08	
09	
10	
11	
12	
13	
14	
15	
16	
17	
18	
19	
20	
21	
22	
23	
24	
25	
26	
27	
28	
29	
30	

실습도면3

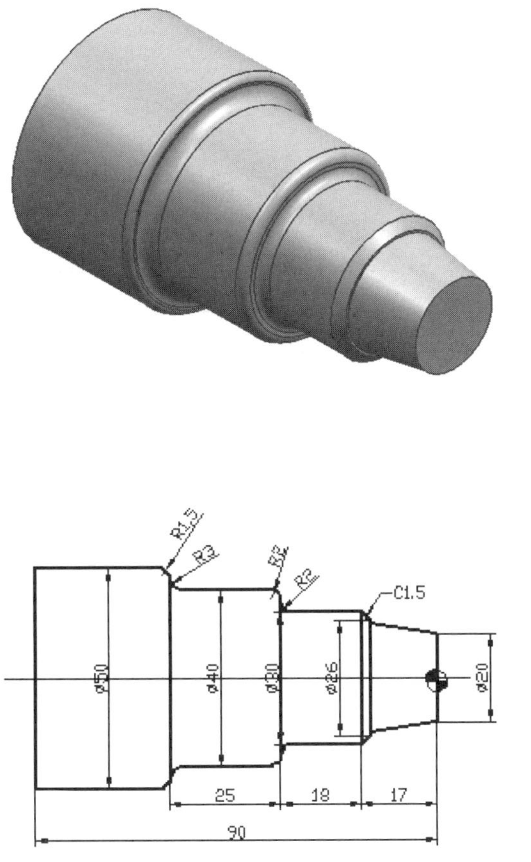

소재치수	재 질	절 삭 조 건				
		가공공정	공구번호	주축회전수 (rpm)	이송속도 (mm/min)	절입량
φ50 × 95	SM20C	외경황삭	T0100	130	0.25	4mm(직경)
		외경정삭	T0300	150	0.15	

Worksheet

No.	G Code 작성란
01	
02	
03	
04	
05	
06	
07	
08	
09	
10	
11	
12	
13	
14	
15	
16	
17	
18	
19	
20	
21	
22	
23	
24	
25	
26	
27	
28	
29	
30	

실습도면4

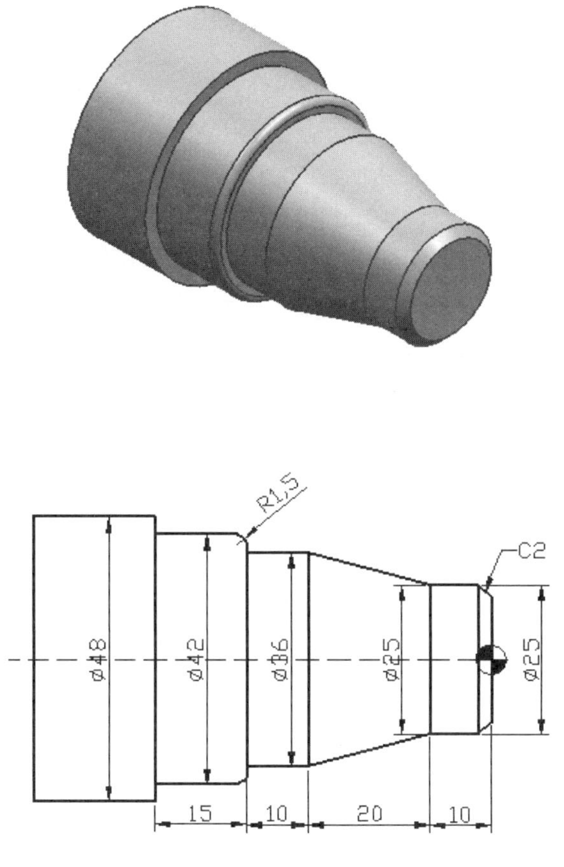

소재치수	재 질	절 삭 조 건				
		가공공정	공구번호	주축회전수 (rpm)	이송속도 (mm/min)	절입량
φ50 × 95	SM20C	외경황삭	T0100	130	0.25	4mm(직경)
		외경정삭	T0300	150	0.15	

Worksheet

No.	G Code 작성란
01	
02	
03	
04	
05	
06	
07	
08	
09	
10	
11	
12	
13	
14	
15	
16	
17	
18	
19	
20	
21	
22	
23	
24	
25	
26	
27	
28	
29	
30	

실습도면5

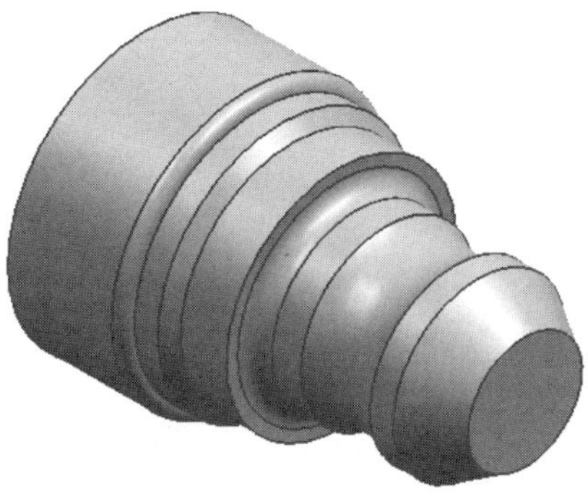

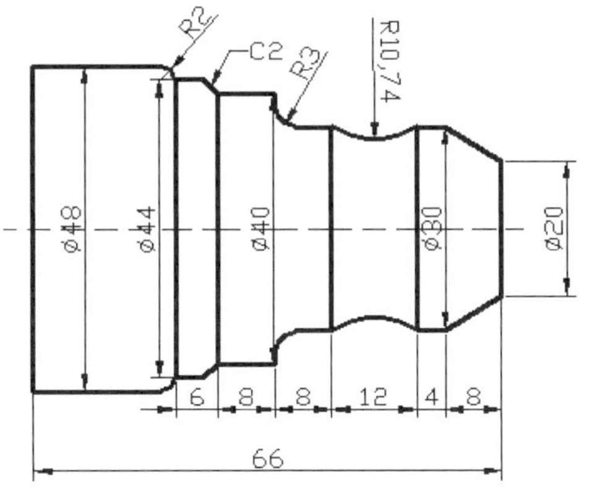

소재치수	재 질	절 삭 조 건				
		가공공정	공구번호	주축회전수 (rpm)	이송속도 (mm/min)	절입량
ϕ50 × 70	SM20C	외경황삭	T0100	130	0.25	4mm(직경)
		외경정삭	T0300	150	0.15	

Worksheet

No.	G Code 작성란
01	
02	
03	
04	
05	
06	
07	
08	
09	
10	
11	
12	
13	
14	
15	
16	
17	
18	
19	
20	
21	
22	
23	
24	
25	
26	
27	
28	
29	
30	

실습도면6

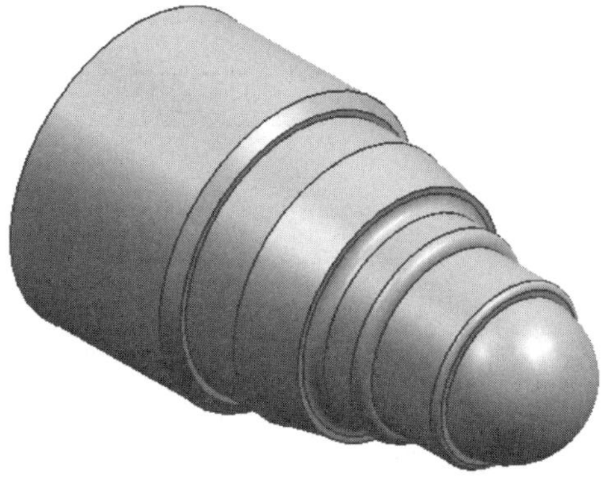

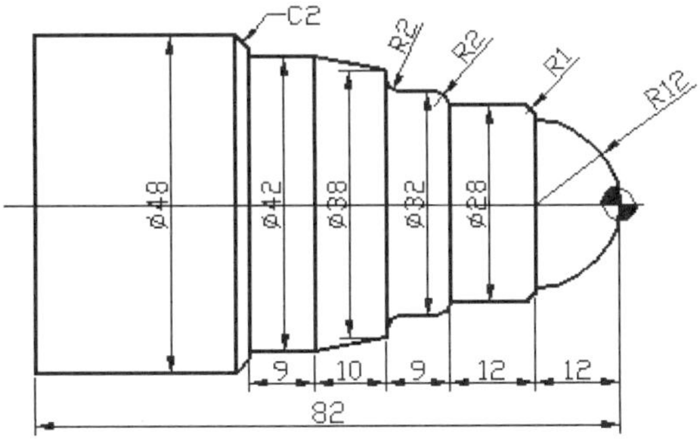

소재치수	재 질	절 삭 조 건				
		가공공정	공구번호	주축회전수 (rpm)	이송속도 (mm/min)	절입량
ϕ50 × 85	SM20C	외경황삭	T0100	130	0.25	4mm(직경)
		외경정삭	T0300	150	0.15	

Worksheet

No.	G Code 작성란
01	
02	
03	
04	
05	
06	
07	
08	
09	
10	
11	
12	
13	
14	
15	
16	
17	
18	
19	
20	
21	
22	
23	
24	
25	
26	
27	
28	
29	
30	

실습도면7

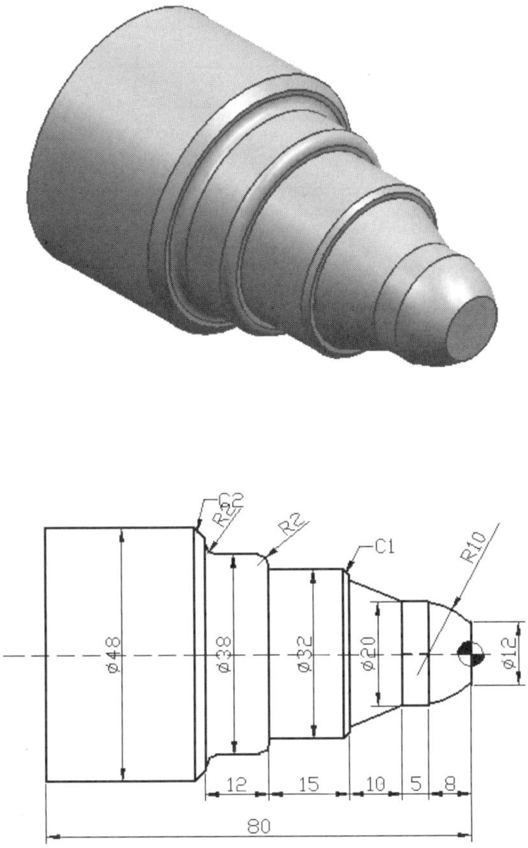

소재치수	재　질	절 삭 조 건				
		가공공정	공구번호	주축회전수 (rpm)	이송속도 (mm/min)	절입량
φ50 × 85	SM20C	외경황삭	T0100	130	0.25	4mm(직경)
		외경정삭	T0300	150	0.15	

Worksheet

No.	G Code 작성란
01	
02	
03	
04	
05	
06	
07	
08	
09	
10	
11	
12	
13	
14	
15	
16	
17	
18	
19	
20	
21	
22	
23	
24	
25	
26	
27	
28	
29	
30	

실습도면8

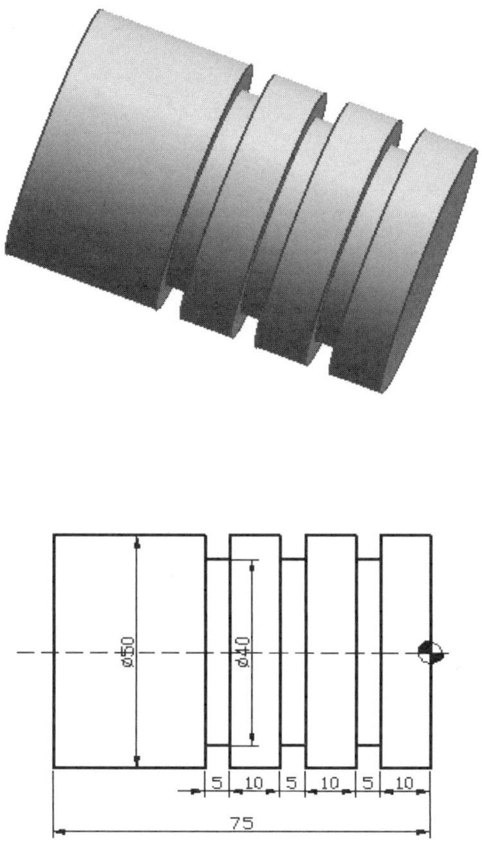

소재치수	재 질	절 삭 조 건				
		가공공정	공구번호	주축회전수 (rpm)	이송속도 (mm/min)	절입량
φ50 × 80	SM20C	홈 가공	T0500	800	0.08	홈 바이트 폭 3mm

Worksheet

No.	G Code 작성란
01	
02	
03	
04	
05	
06	
07	
08	
09	
10	
11	
12	
13	
14	
15	
16	
17	
18	
19	
20	
21	
22	
23	
24	
25	
26	
27	
28	
29	
30	

실습도면9

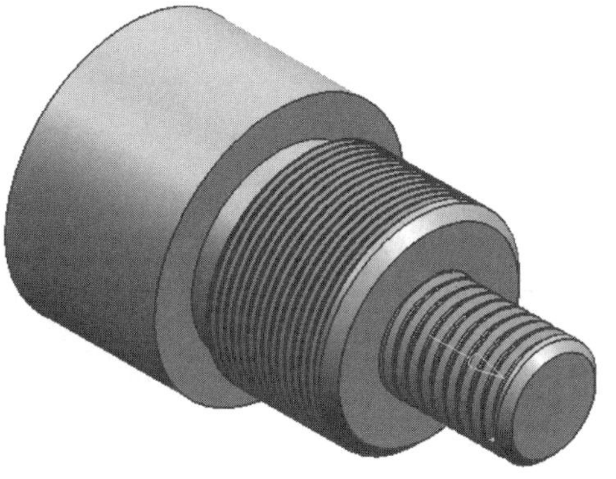

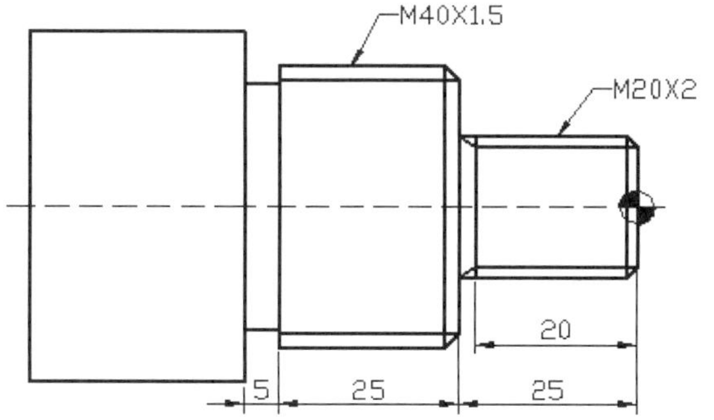

소재치수	재 질	절 삭 조 건				
		가공공정	공구번호	주축회전수 (rpm)	이송속도 (mm/min)	절입량
φ50 × 80	SM20C	홈 가공	T0500	800	0.08	홈 바이트 폭 3mm
		나사가공	T0700	500	나사의 리드	

Worksheet

No.	G Code 작성란
01	
02	
03	
04	
05	
06	
07	
08	
09	
10	
11	
12	
13	
14	
15	
16	
17	
18	
19	
20	
21	
22	
23	
24	
25	
26	
27	
28	
29	
30	

실습도면10

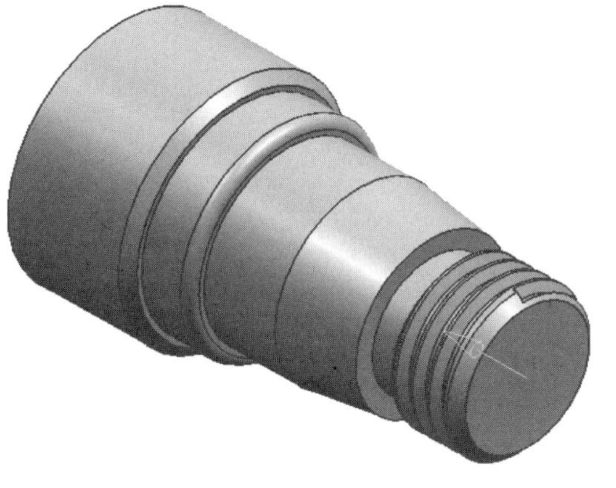

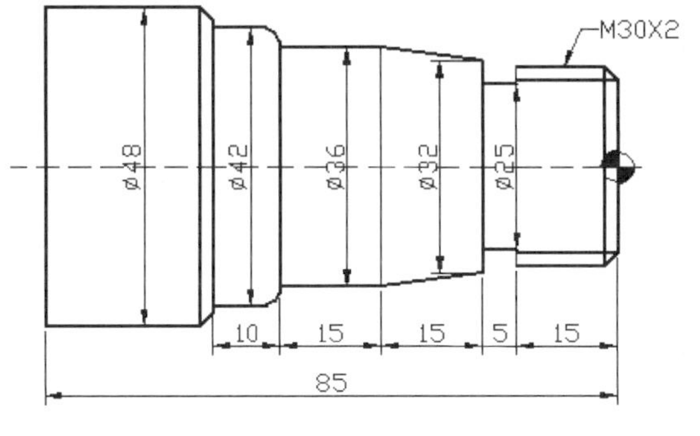

소재치수	재　질	절 삭 조 건				
		가공공정	공구번호	주축회전수 (rpm)	이송속도 (mm/min)	절입량
ϕ50 × 90	SM20C	외경황삭	T0100	130	0.25	4mm(직경)
		외경정삭	T0300	150	0.15	
		홈 가공	T0500	800	0.08	홈 바이트 폭 3mm
		나사가공	T0700	500	나사의 리드	

Worksheet

No.	G Code 작성란
01	
02	
03	
04	
05	
06	
07	
08	
09	
10	
11	
12	
13	
14	
15	
16	
17	
18	
19	
20	
21	
22	
23	
24	
25	
26	
27	
28	
29	
30	

04
머시닝 센터

4-1 머시닝센터의 개요

자동공구교환장치(ATC)가 부착된 CNC 공작기계가 머시닝센터 등장의 시초이다. 공작물 작업준비의 교체없이 2면 이상의 여러 종류의 가공을 할 수 있는 공작기계로 공구의 자동교환장치 또는 자동선택기능을 가지고 있는 것으로 밀링가공, 드릴링가공, 보링가공, 태핑가공등을 연속해서 작업을 할 수 있는 CNC공작기계이다.

그러므로, 머시닝센터란

① 공작물의 분할기능을 갖추고, 다면가공을 할 수 있는 CNC공작기계

② 밀링가공이나 드릴링가공등 여러 종류의 가공을 할 수 있는 CNC공작기계

③ 공구자동교환장치(또는 공구자동선택장치)를 갖추고, 가공의 종류에 맞는 공구를 자유롭게 선택할 수 있는 CNC공작기계를 말한다. JIS규격에 정의되어 있다. 주축 방향에 따라 수직형(vertical type)머시닝센터과 수평형(horizontal type)머시닝센터으로 나눌 수 있다.

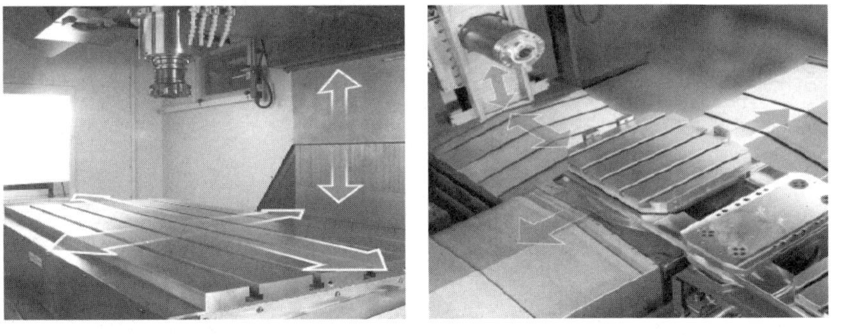

[그림 114] 수직형 머시닝센터와 수평형 머시닝센터의 좌표축 방향

4-1-1 머시닝센터의 구조

머시닝센터를 구성하고 있는 주요 구성요소는 주축, 베이스와 컬럼, 테이블 및 이송기구, 조작반, 제어장치 및 서보기구, 전기회로장치, ATC(Automatic Tool Changer) 및 APC(Automatic Pallet Changer)로 구성되어 있다.

가. 주축

주축에 부착한 공구가 주축과 함께 회전하면서 공작물을 절삭한다. 일반적으로 공압을 이용하여 공구를 고정한다.

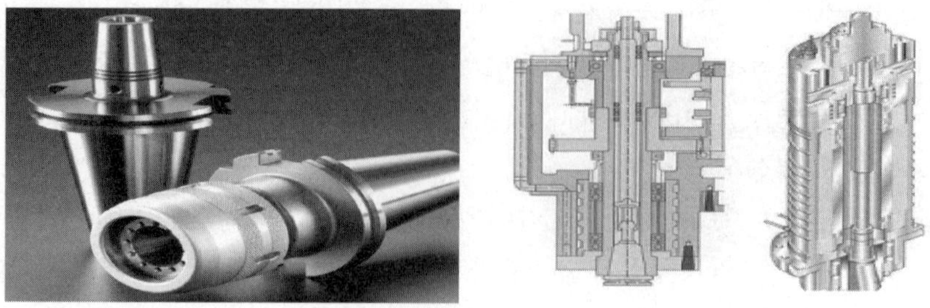

[그림 115] 주축단의 형상

나. 주축헤드

주축헤드는 주축을 베어링으로 지지해서 주축모터의 회전을 주축에 전달한다. 주축헤드는 서보모터에 의해 상하로 이동하고, 수직형 머시닝센터는 Z축(공구)을 구성하고, 수평형 머시닝센터에서는 Y축을 구성한다. 또 머시닝센터의 제어축은 주축헤드 상하로 이동축과 테이블 좌우 이동축, 새들 전후이동축의 3축(X, Y, Z)제어로 되어 있다.

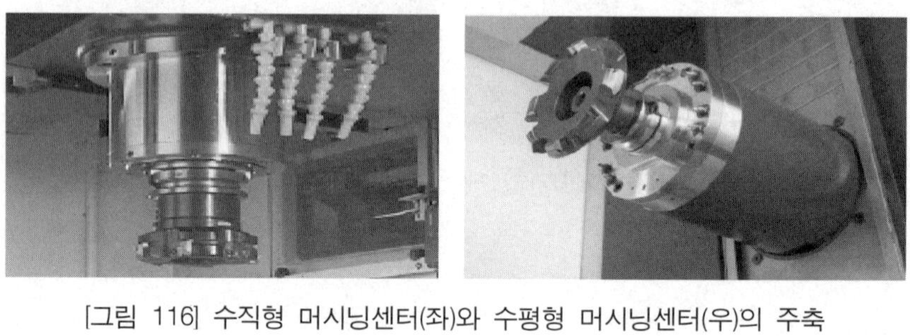

[그림 116] 수직형 머시닝센터(좌)와 수평형 머시닝센터(우)의 주축

다. 베이스(Base)와 컬럼(Column)

주축대와 테이블을 지지하는 새들(saddle)이 부착되어 있는 부분

라. 테이블 및 이송기구

T홈이 가공되어 있어 바이스 및 각종 고정구를 이용하여 가공물을 고정하기 용이한 구조로 되어 있는 테이블과, 서보기구의 구동에 의하여 테이블을 이송하는 이송기구가 있으며, 이송기구는 일반적으로 볼스크루를 사용한다.

마. 조작반

기계를 움직이며 프로그램을 입력 및 편집할 수 있는 각종 키로 구성되어 있다.

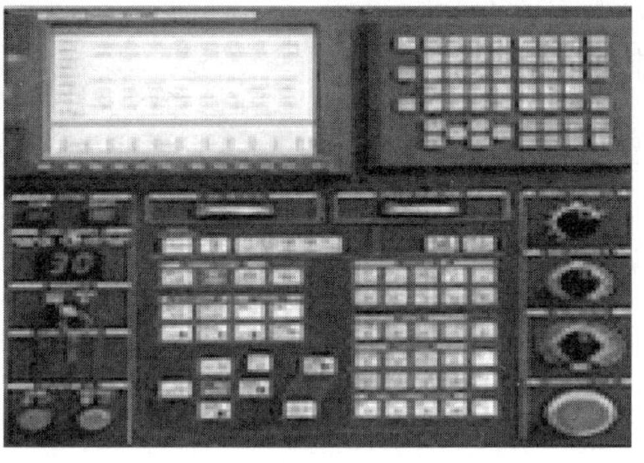

[그림 117] 조작반

바. 제어장치와 서보기구

조작반이나 기타 입력장치에서 입력된 정보를 처리하는 제어 장치와 서보기구 및 스핀들 모터, 기타 주변장치를 제어하는 컨트롤 장치로 구성되어 있다.

사. 전기회로 장치

대부분 기계의 뒤 또는 측면에 부착되어 있으며, 전기회로 및 강전반으로 구성되어 있다.

아. 자동공구교환장치(ATC)

ATC(Automatic Tool Changer)는 공구를 교환하는 ATC 암과 공구가 격납되어 있는 공구매거진(tool magazine)으로 구성되어 있다. 매거진의 공구를 호출하는 방법에는 순차방식(sequence type)과 랜덤방식(random type)이 있다.

순차방식은 매거진 포트번호와 공구번호가 일치하는 방식이며, 랜덤방식은 지정한 공구번호와 교환된 공구번호를 기억할 수 있도록 하여, 매거진의 공구와 스핀들의 공구가 동시에 맞교환되므로, 매거진포트 번호에 있는 공구와 사용자가 지정한 공구가 다를 수 있다. 머신닝센터에 주로 사용되는 매거진의 형식은 드럼형과 체인형이 있으며, 작업의 효율을 높이기 위하여 예비 매거진을 부착하여 사용하기도 한다.

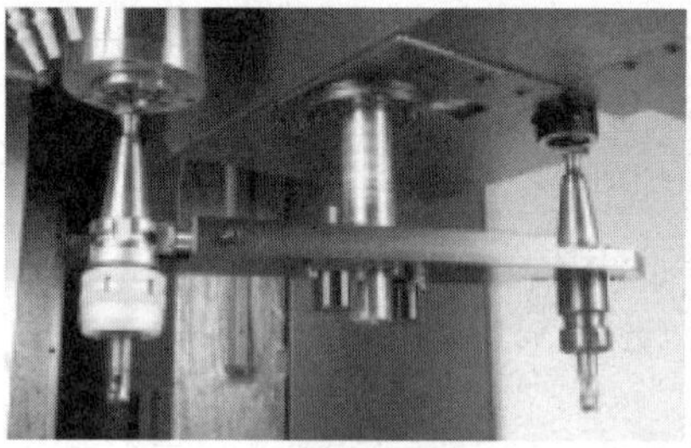
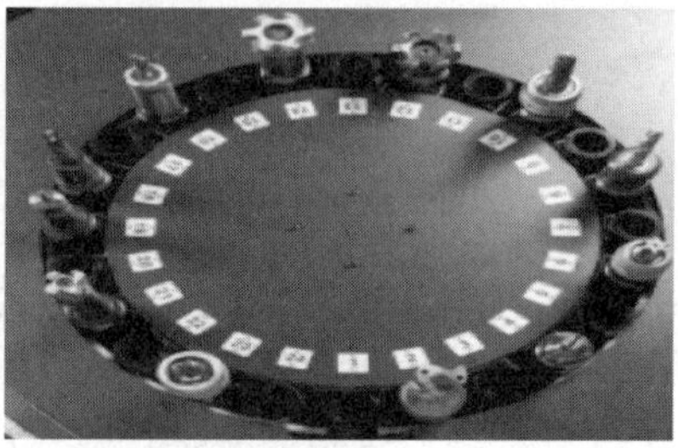

[그림 118] 자동공구교환장치(ATC)와 공구매거진

자. 자동팔레트 교환장치(APC)

APC(Automatic Tool Changer)라 하며, APC의 각 위치에서 팔레트는 90° 간격으로 각도 분할이 가능하고 팔레트 테이블은 위치결정 구조로 원추형 핀과 부쉬를 사용하고 유압으로 지지하고 있다. 이 기능은 작업을 하고 있는 중에 다른 팔레트에서 공작물을 설치하여 연속작업을 하기 위함이다.

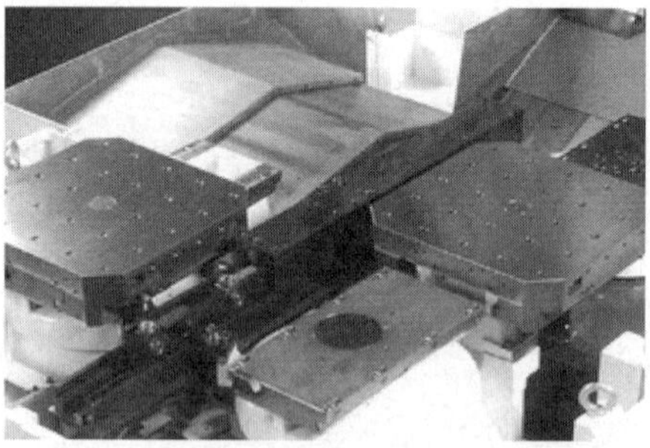

[그림 119] 자동팔레트교환장치(APC)

아. 풀 스터드(Pull stud)

풀 스터드(pull stud)는 ATC에 사용되는 공구홀더에 풀스터드를 나사로 조여서 고정시키고 있으며, 공작기계협회의 MAS 규격으로 정해져 있다.

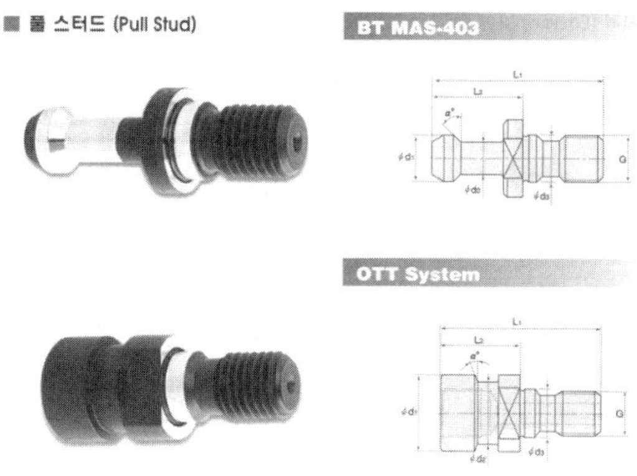

[그림 120] 풀 스터드(pull stud)

4-1-2 머시닝센터의 절삭조건

가. 공구 선정

머시닝센터에 사용되는 공구는 작업의 종류에 따라 밀링커터, 엔드밀, 드릴, 탭, 카운터 싱크, 카운터 보어 등 다양한 공구가 있다.

① 밀링커터

넓은 평면을 가공하는 밀링커터로 정면커터(face cutter)가 사용되며, 공구제작사에서 제작한 것을 선정하여 사용하며, 가공물의 재질과 작업의 유형에 적합한 커터의 지름, 경사각, 리드각등을 고려하여 선택한다.

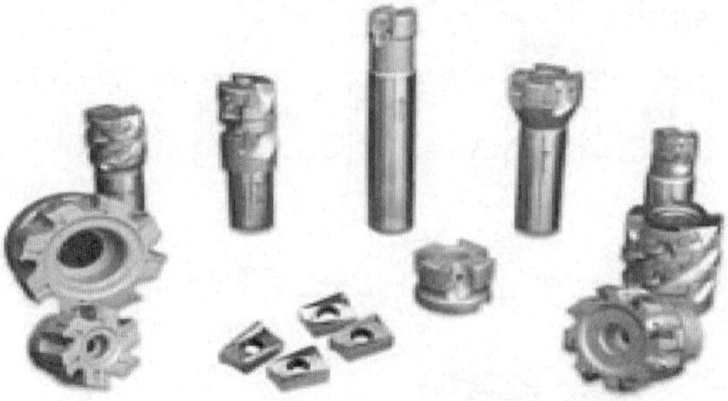

[그림 121] 각종 밀링커터

② 엔드밀(Endmill)

엔드밀은 머시닝센터에서 가장 많이 사용되는 공구로 좁은 평면, 홈, 윤곽, 구멍 등의 다양한 가공에 사용되는 원주면과 단면에 날이 있는 절삭공구를 말하며, 솔리드 타입, 클램핑 타입, 날붙이 타입(brazed type)이 있으며 그림과 같은 다양한 형상이 있다. 특히 엔드밀의 지름이 큰 경우에는 자루(shank)와 절인이 별개로 되어 있는 셸 엔드밀(shell end mill)도 있다. 엔드밀의 재료는 고속도강, 초경합금 등이 가장 많이 사용된다.

일반 구조용강. 비철금속, 주철의 절삭에는 주로 고속도강(HSS)이 많이 쓰이며, 고속도강 중에서도 마모성을 향상시키기 위하여 Co를 8% 함유한 재질(SKH59 상당)이 많이 생산되고 있다. 보다 능률적이고 긴 수명의 절삭에는 코팅 엔드밀, 분말 고속도강 엔드밀, 초경 엔드밀을 사용한다. 날 수는 엔드밀의 성능을 좌우하는 중요한 요인이며, 2날은 칩 포켓이 커서 칩 배출은 양호하나, 공구의 단면적이 좁아 강성이 저하되어 주로 홈 절삭에 사용되고, 4날은 칩 포켓이 작아 칩 배출 능력은 적어나 공구의 단면적이 넓어 강성이 보강되므로 주로 측면절삭 및 다듬절삭에 사용된다.

엔드밀의 돌출 길이는 엔드밀의 강성에 직접적인 영향을 미치므로 필요 이상으로 길게 돌출시키지 않아야 하며, 엔드밀의 날은 2날, 3날, 4날, 6날 등이 있고, 거친절삭에 사용하는 라프 엔드밀, R가공이나 구멍가공에 편리한 볼 엔드밀 등이 있다.

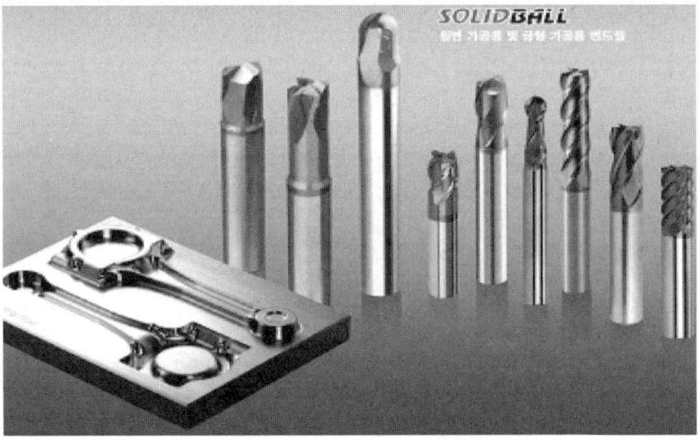

[그림 122] 각종 엔드밀

나. 절삭 방법

커터의 회전방향과 가공물의 이송이 반대인 가공법을 상향절삭(up cutting)이라 하고, 커터의 회전방향과 가공물의 이송이 같은 가공방법을 하향절삭(down cutting)이라 한다. 상향절삭은 가공물을 들어 올리는 힘이 작용하며, 하향절삭은 가공물을 내려 누르는 힘이 작용한다.

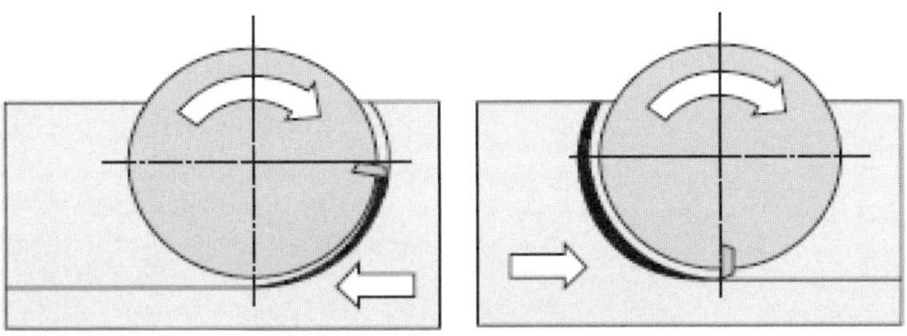

[그림 123] 상향절삭과 하향절삭

다. 절삭조건 선택

① 절삭속도

절삭속도 V는 공구와 공작물 사이의 최대 상대속도를 말하며 단위는 m/min,

ft/min를 사용한다. 절삭속도는 공구수명에 중대한 영향을 끼치며, 가공면의 거칠기, 절삭률 등에도 밀접한 관계가 있는 절삭현상에서 기본적인 변수이다. 따라서 프로그램을 작성할 때에는 절삭조건표를 참고하여 사용하는 공구와 가공물의 재질에 적합한 절삭속도를 선택하여 지령하여야 한다.

절삭속도(V)는

$$V = \frac{\pi DN}{1000}(m/\min)$$ 의식으로 구할 수 있다.

여기서, V: 절삭속도$(m/\min)$ D: 커터의지름(mm) N: 회전수(rpm)

② 이송속도

이송속도 F는 절삭중 공구와 공작물사이의 상대운동 크기를 말하며, 일반적으로 날이 하나인 공구를 사용할 경우 CNC선반에서는 회전당 이송(mm/rev)을 지령하고, 날이 2개 이상인 공구를 사용할 경우 머시닝센터에서는 분당이송(mm/min)를 지령한다.

$$F = f_Z \cdot Z \cdot N$$

여기서, F : 분당이송(mm/min)
fz : 날당 이송(mm/tooth)
Z : 날 수
N : 회전수(rpm)

만일 절삭조건표에 이송속도가 회전당 이송거리 mm/rev로 주어질 경우, 분당이송거리 mm/min로 환산하여야 한다.

- 드릴, 리머 카운터 싱크의 경우

F(mm/min) = N(rpm) × f(mm/rev)

- 밀링커터의 경우

F(mm/min) = N(rpm) × 커터의 날수 × fz(mm/tooth)

- 태핑 및 나사절삭의 경우

F(mm/min) = N(rpm) × 나사의 피치

③ 드릴작업

드릴이나 카운터 싱킹 등과 같은 공구는 드릴 끝점의 길이 h를 구해야 정확한 가공을 할 수 있다.

보통 드릴 끝점의 길이 h = 드릴지름(d) × k 로 구한다.

예) 지름 12mm인 표준드릴의 드릴 끝점의 길이 h는 ?

h = 12 × 0.29 = 3.48mm 이다.

그러나 실제작업에서는 드릴끝점의 길이보다 약간 길게 적용해야 하므로, 표준드릴의 경우 h를 드릴지름의 $\frac{1}{3}$로 계산하여도 무방하다.

각 도	k	비 고
60	0.87	표준드릴의 날끝 각(118°)
90	0.50	
118	0.29	
125	0.26	
145	0.16	
150	0.13	

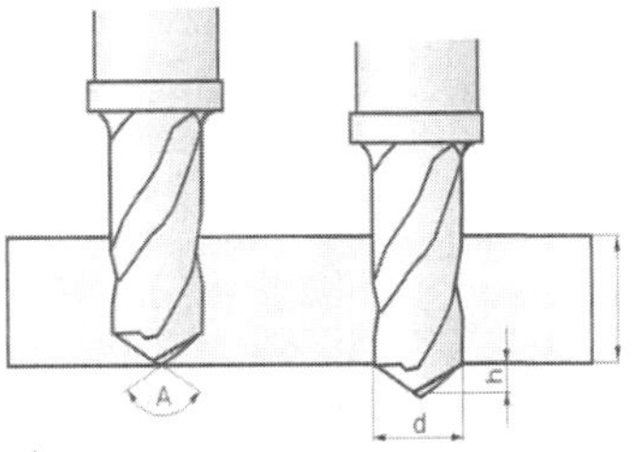

[그림 124] 드릴각에 대한 상수 k의 값 및 드릴가공의 예

4-2 머시닝센터프로그램

4-2-1 프로그램원점과 좌표계설정

가. 프로그램 원점

프로그램 원점은 도면을 분석하여 프로그래밍이 편리하고, 가공이 편리한 임의의 점을 프로그램 원점으로 지정한다. 대칭형상의 부품인 경우에는 대칭점을 프로그램원점으로 지정하는 것도 좋은 방법이다.

나. 좌표계 설정

1) 기계원점(Reference Point)

기계원점이란 기계상의 특정위치로 공구를 쉽게 이동시키는 것을 가능하게 하는 점이다. 용도로서 기계원점은 자동공구교환위치 등에 사용된다. 이 점의 위치는 파라미터에서 기계좌표계의 좌표값으로 4개 까지 설정할 수 있으며, 지령한 축을 중간점을 경유해서 자동적으로 기계원점에 복귀(G28)시키거나 지령한 축을 중간점을 경유해서 지령된 위치까지 이동한다. 기계원점 복귀가 완료되면 복귀 완료 램프가 점등된다.

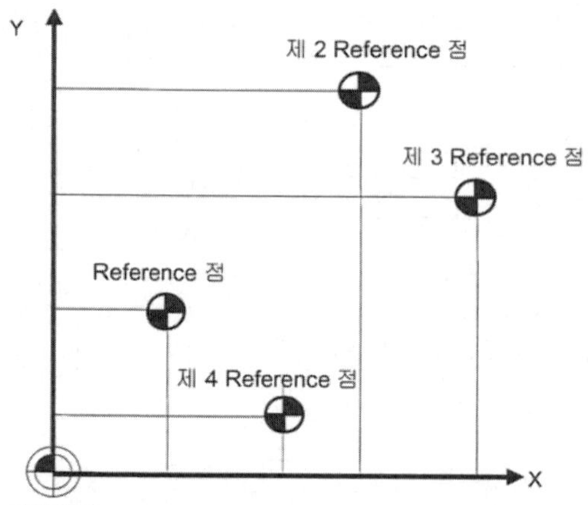

[그림 125] 기계좌표계와 reference점

2) 자동원점복귀(G28)

▶ 지령형식

G28	G90 G91	X_ Y_ Z_ ;

G90 : 절대지령, G91 : 증분지령

X_ Y_ Z_ : 중간점의 좌표값

중간점, reference점에의 위치 결정은 각 축 급속이송 속도로 이동한다. 원칙적으로 이 지령을 할 때는 공구경 보정, 공구길이 보정은 취소되어야 하고, G28의 블록에서 지령된 이동 지령 좌표 값만이 중간점의 좌표값으로서 CNC에 기억된다. 즉 G28의 블록에서 지령되어 있지 않은 축에 관해서는 그때까지 지령된 G28의 중간점 좌표값이 그 축의 중간점 좌표값이 된다. 급속이송 속도로 움직이므로 가공물과 충돌을 피하기 위해서 중간점 경유하여 복귀시키는 것이 좋고, 증분지령(G91)으로 지령하는 것이 충돌을 피하는 좋은 방법이다.

예) G28 G91 X40. ; 현 위치에서 중간점(X40.) 만큼 이동후 원점 복귀
G28 G91 Y60. ; 현 위치에서 중간점(Y60.) 만큼 이동후 원점 복귀
G28 G91 Z0. ; 현 위치에서 Z축 원점 복귀
G28 G91 X0. Y0. Z0. ; 현 위치에서 X, Y, Z축 원점 복귀

3) 제 2, 제3, 제4 원점 복귀(G30)

▶ 지령형식

G30	G90 G91	P_ X_ Y_ Z_ ;

G90 : 절대지령, G91 : 증분지령

P2, P3, P4, : 각각의 제2, 제3, 제4원점이며, G28 지령과 동일하게 지령한다.
P2는 생략가능, P1은 제1원점인 G28을 말한다.

X_ Y_ Z_ : 중간점의 좌표값

제2, 제3, 제4원점 복귀(G30)은 일반적으로 자동공구교환(ATC)위치가 원점과

다를 때 사용한다.

4) 원점 복귀 확인(G27)

▶ 지령형식

```
G27    G90    X0. Y0. Z0. ;
       G91
```

원점 복귀 체크(G27)는 원점으로 돌아오도록 작성된 프로그램이 올바르게 원점에 복귀했는지를 확인하는 기능이다. 축이 바르게 원점에 복귀하면 그 축의 원점 복귀 완료 램프가 점등한다. 원점에 도달하지 않은 경우에는 알람 발생 "reference점으로 돌아오지 않았습니다"가 된다. 축의 이동이 없는 경우 현재위치가 원점인지를 체크 한다.

5) 원점에서의 이동(G29)

▶ 지령형식

```
G29    G90    P_ X_ Y_ Z_ ;
       G91
```

G90 : 절대지령, G91 : 증분지령

X_ Y_ Z_ : 위치를 결정하고 싶은 위치를 지령

G28, G30으로 원점복귀 시킨 경우 원점복귀 할 때에 지령한 중간경유점을 경유하여 G29 다음에 지령한 좌표값으로 위치결정한다. 이 기능은 공구교환 후 필요한 위치로 이동시킬때 사용하면 편리하다.

예) G28 G90 X1000. Y500. ;

(A → B로 프로그램, 중간점 B를 경유하여 원점 R로 이동)

T0101 ;

M06 ;

(원점에서 공구교환)

G29 X1300. Y200. ;

(B → C로 프로그램, 원점 R에서 중간점 B를 경유하여 G29로 지령한 C로 이동)

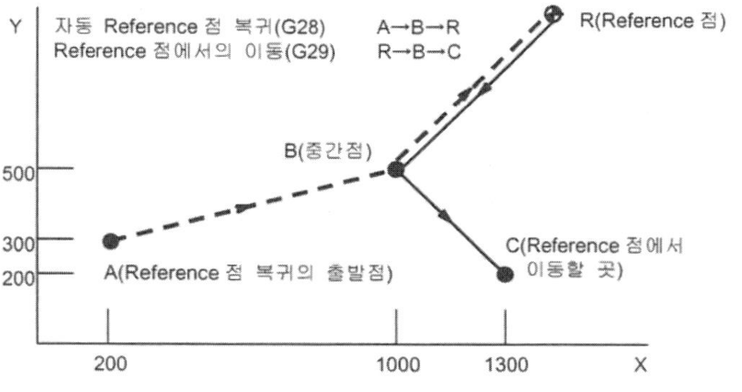

[그림 126] 원점 복귀와 원점에서의 이동

다. 좌표계(Coordinate System)

공구가 도달하는 위치를 CNC에 지령하는 것으로 공구를 그 위치로 이동시킬 수 있다. 공구가 도달하는 위치를 어떤 좌표계에서의 좌표값으로 준다. 좌표값은 프로그램 축의 성분에 의해서 지정한다. 프로그램 축이 X, Y, Z의 3축이면 좌표값을 다음과 같이 지정한다. X_ Y_ Z_ 이 지령을 좌표 워드(dimension word)라고 한다.

예) 머시닝센터의 경우(X40. Y50. Z25.로 지령되었을 때의 공구 위치)

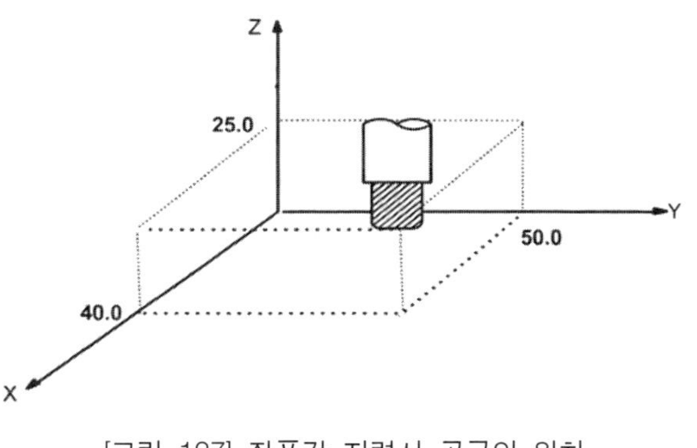

[그림 127] 좌표값 지령시 공구의 위치

다음 세 종류의 좌표계에서 좌표값을 지령한다.

1) 기계좌표계(Machine Coordinate System)
2) 공작물 좌표계(Work Coordinate System)
3) 로컬 좌표계(Local Coordinate System)

1) 기계좌표계(Machine Coordinate System)

기계의 기준이 되는 기계고유의 점을 기계원점이라고 한다. 기계원점은 기계에 따라서 기계제작회사에서 설정하게 된다. 기계원점을 좌표계원점으로 하는 좌표계를 기계좌표계라고 한다. 전원 투입후 수동원점복귀를 하면 기계좌표계가 확립된다. 한번 확립된 기계좌표계는 전원을 끄지 않는 한 변하지 않는다. 원점(reference)은 기계좌표계의 원점이라고 할 수 없다.

가) 기계좌표계 선택(G53)

▶ 지령형식

```
G53  G90   X_ Y_ Z_ (P1) ;
```

X_ Y_ Z_ : 기계원점에서 이동지점까지의 기계좌표를 지령한다. 절대지령(G90)의 좌표값(dimension word)에서만 실행되고, 증분지령(G91)에서는 무시된다.

P1 : 고속 G53기능 유효

기계좌표계의 선택(G53)

기계좌표계에서의 위치를 지령하면 그 위치로 공구가 급속이동으로 이동한다. 기계좌표를 선택하는 G53 은 One-Shot 인 G Code 이기 때문에 기계좌표계에서의 지령은 G53을 지령한 block 에서만 유효하다. 또, G53 지령은 절대지령일 필요가 있다. 증분지령의 경우에는 G53 지령은 무시된다. 공구교환 위치 등 기계가 고유하게 결정된 위치로 공구를 이동시키고 싶을 때 G53 에 의한 기계좌표로 프로그램 한다.

고속 G53 기능

기계좌표계 선택지령(G53)과 위치결정(급속이송)지령(G00)의 block 사이에, 급속이송 Block 사이 Overlap 기능을 유효로 하여 기계좌표계 선택지령(G53)의 종점에서 감속정지 하지 않고 다음 급속정지령(G00)을 실행하는 것이 G53 블록에서 P1 을 지령하면 고속G53 기능이 유효하게 된다.

· 고속 G53 기능이 유효한 블록
G53 → G00
G50 → G53

예) 기계좌표계 선택 지령의 예제

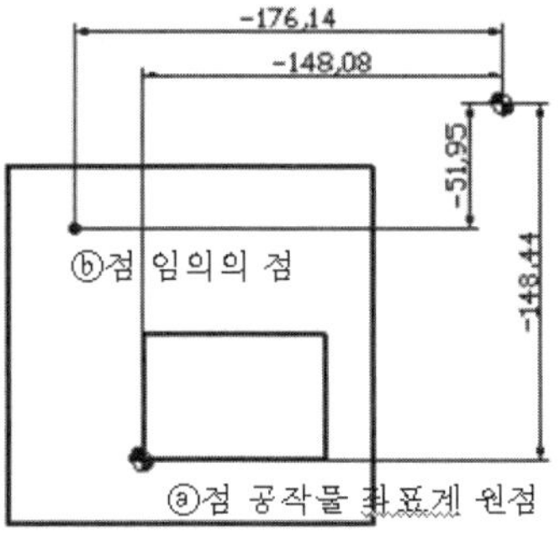

[그림 128] 기계좌표계 선택

* 프로그램
ⓐ점에 공구 중심을 이동시킨다(X, Y축)
G53 G90 X-148.44 Y-148.08 ;
(G92 G90 X0. Y0. ;) - 기계원점에서 공작물 좌표계 원점 까지 이동시키고 공작물좌표계를 설정하는 방법
ⓑ점에 공구의 중심을 이동시킨다.(X, Y축)
G53 G90 X-174.14 Y-51.95 ;

2) 공작물 좌표계(Work Coordinate System)

공작물을 가공하기 위하여 사용하는 좌표계를 공작물좌표계라고 한다. 공작물좌표계는 미리 CNC에 설정한다(공작물좌표계 설정). 설정된 좌표계로 프로그래밍하여 공작물을 가공한다(공작물좌표계 선택). 설정된 공작물 좌표계를 이동(shift)하여 좌표계를 변경할 수 있다(공작물좌표계 변경)

가) 공작물좌표계 설정(G92를 이용한 방법)

▶ 지령형식

```
G92    G90    X_ Y_ Z_ ;
```

X_ Y_ Z_ : 원점에서 시작점까지의 각 축의 이동거리

공작물 원점에서 시작점(기계원점 또는 임의의 점)까지의 각 축의 이동거리를 측정하여 프로그램 지령으로 공작물좌표계 설정 G코드(G92 G90 X_ Y_ Z_ ;)에 이어지는 수치로 공작물 좌표계를 정하는 방법이며, 좌표계 설정 블록을 입력하여 운전을 개시한다.

예) G92 G90 X80. Y200. Z50.; 의 지령방법

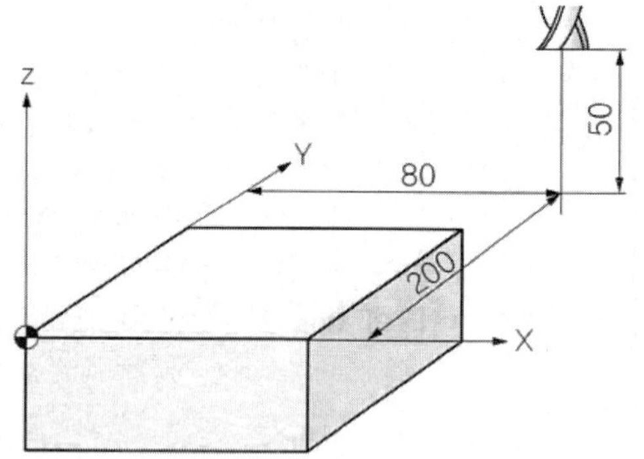

[그림 129] 공작물좌표계 설정 예(G92)

나) 공작물좌표계 선택 방법(G54~G59를 이용한 방법)

각 축의 기계원점에서 각각의 공작물 원점까지의 거리를 보정(work offset)화면에 직접입력, 또는 파라미터에 입력하여 공작물 좌표계 원점을 정해 놓고 G54~G59의 지령으로 선택하여 사용한다. 이때 X_,Y_,Z_에 입력되는 수치는 기계원점에서 공작물 원점까지의 거리 값이다. (00)은 공작물좌표계 이동량(shift)으로 입력된 수치 만큼 공작물좌표계가 이동되므로 주의하여야 하며, 필요한 경우에만 입력한다.

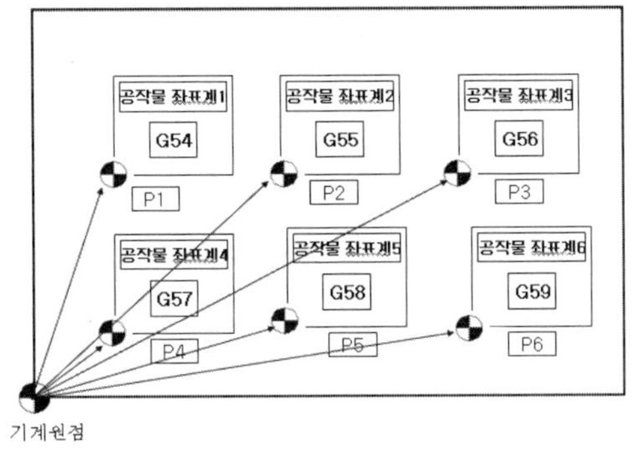

[그림 130] 공작물 좌표계(G54 ~ G59)

▶ 지령형식

G54 | G59	G90 G91	X_ Y_ Z_ ;

X_ Y_ Z_ : 원점에서 시작점까지의 각 축의 이동거리

G -코드	내 용
G54	공작물 좌표계 1번
G55	공작물 좌표계 2번
G56	공작물 좌표계 3번
G57	공작물 좌표계 4번
G58	공작물 좌표계 5번
G59	공작물 좌표계 6번

G54 ~ G59의 코드로 다음과 같이 지령하면 공작물 보정(work offset)화면 (01) ~ (06)에 입력되어 있는 좌표계를 선택하여 공작물좌표계가 설정되며 지령된 위치로 급속 이송한다.

예) G54 G90 G00 X-10. Y-10. Z100. ;

- G54에 입력되어 있는 수치만큼 길이 보정하여 좌표계를 설정한 후 절대좌표 X-10. Y-10. Z100.인 위치로 급속위치 결정)

다) 공작물좌표계의 변경(G10, 프로그램에 의한 방법)

공작풀 좌표계를 G10을 이용하여 프로그램에 의한 방법으로 공작물 보정량을 입력한 후 선택하여 사용할 수 있다.

▶ 지령형식

G10 G90 L2 Pz_ X_ Y_ Z_ ;

P0 : 외부 공작물 원점 보정(offset)값

P1, P2, P3, P4, P5, P6 : 공작물 좌표계 G54, G55, G56, G57, G58, G59에 대한 공작물 원점 보정(offset)값

X_ Y_ Z_ : 각 축의 원점 보정(offset)값

예) G90 G10 L2 P1 X_ Y_ Z_ ;

- 각 축(X, Y, Z)의 기계원점에서 공작물원점까지의 거리를 입력하면 공작물 좌표계(G54)에 값이 입력됨

  N20 G54 G00 G90 X-15. Y-15. Z100. ;
- G54에 입력되어 있는 수치만큼 길이보정하여 좌표계를 설정한 후 절대좌표 X-15. Y-15. Z100.인 위치로 급속위치 결정)

3) 로컬 좌표계(Local Coordinate System)

공작물 좌표계에서 프로그램하고 있을 때 프로그램을 용이하게 하기 위하여 공작물 죄표계내에 한단계 낮은 좌표계를 만들 수 있다. 이 낮은 좌표계를 로컬 좌표계(Local Coordinate System), 지역좌표계, 구역좌표계라고 한다.

▶ 지령형식

G52	G90	X_ Y_ Z_ ; 로컬 좌표계의 설정
G52	X0. Y0. Z0. ; 로컬 좌표계의 무시	

X_ Y_ Z_ : 현재의 공작물 좌표계에서 설정하고자 하는 로컬(구역좌표) 좌표계의 원점 위치

예) 로컬(국부)좌표계 지령 예

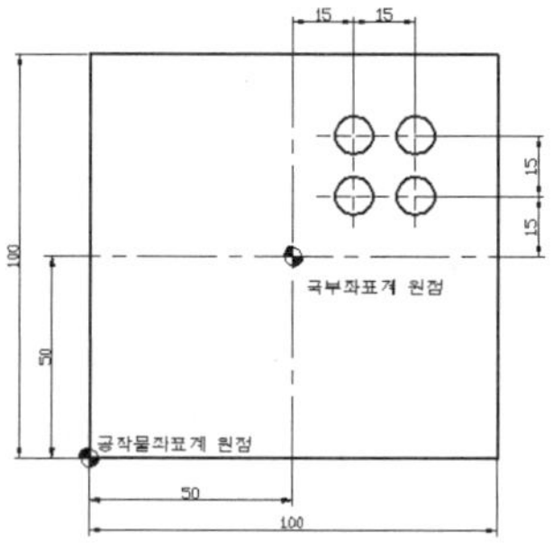

↓
G52 G90 X150. Y50. ; 로컬좌표계 원점지정
G00 X15. Y15. ; X15,Y15.점 가공
↓
G52 X0. Y0. ; 로컬좌표계 무시

[그림 131] 로칼 좌표계예

라. 평면 선택

원호 보간을 실시하는 평면, 공구경 보정을 실시하는 평면, 좌표회전을 실시하는 평면 및 드릴링을 실시하는 평면을 G-코드로 선택한다.

G-코드	선택되는 평면	Xp	Yp	Zp
G17	XpYp평면	X축 또는 X축의 평행축	Y축 또는 Y축의 평행축	Z축 또는 Z축의 평행축
G18	ZpXp평면			
G19	YpZp평면			

- 머시닝센터는 전원을 투입하면 자동적으로 G17 기능이 설정되기 때문에 생략한다.

4-2-2 좌표값 지령 방법

1. 절대지령(absolute)과 증분지령(incremental)

공구의 이동량을 지령하는 방법에는 절대지령과 증분지령 두가지 방법이 있다.

가. 절대지령(G90)

절대지령(absolute)은 공구 이동의 종점위치 좌표값을 프로그램하는 방법이다. 프로그램 원점을 좌표계의 좌표값을 입력하는 방식으로(G90)과 함께 X, Y, Z의 끝점의 위치를 지령한다.

나. 증분지령(G91)

증분지령(incremental)은 공구의 이동량을 프로그램하는 방법이다.

현재의 공구의 위치를 기준으로 끝점까지의 X, Y, Z의 증분값을 입력하는 방식으로 G91과 함께 X, Y, Z의 증분값을 지령한다.

▶ 지령형식

G90 G91	X_ Y_ Z_ ;

X_ Y_ Z_ : 지령좌표

예) 절대지령과 증분지령 프로그램

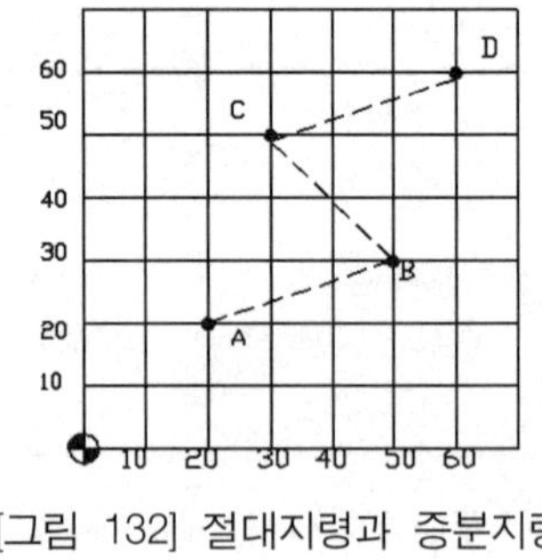

[그림 132] 절대지령과 증분지령

1. 절대지령
   A→B G90 G00 X50. Y30. ;
   B→C G90 G00 X30. Y50 ;
   C→D G90 G00 X60. Y60. ;

2. 증분지령
   A→B G91 G00 X30. Y10. ;
   B→C G91 G00 X-20. Y20. ;
   C→D G91 G00 X30. Y10. ;

2. inch/mm 절환(G20/G21)

입력 데이터의 단위(최소 설정단위)를 inch로 할 것인지 mm로 할 것인지를 G-코드로 지령한다.

▶ 지령형식

G20;	입력 데이터의 단위는 inch
G21;	입력 데이터의 단위는 mm

- 최소설정 단위

G-코드	단위계	최소설정단위
G20	inch	0.0001inch
G21	mm	0.001mm

- 다음 값의 단위는 inch/mm 절환으로 단위계가 변한다.
  · F에 의한 이송속도 지령
  · 위치에 관한 지령 값
  · 공작물 원점 보정 값
  · 수동 펄스발생기 1눈금의 값
  · 증분 피드의 이동량
  · 파리미터의 일부 값

3. 소수점 입력

소수점을 사용하여 수치를 입력할 수 있다. 소수점은 거리, 시간 및 속도의 단위를 가지는 지령값에 사용할 수 있고 지령할 수 있는 어드레스는 다음과 같다.

▶ 소수점지령가능 어드레스(address)

X, Y, Z, U, V, W, A, B, C, I, J, K, Q, R, F

4-3 머시닝센터 프로그램의 구성

프로그램은 일반적으로 다음과 같은 내용으로 구성된다.

① 좌표계 설정
② 공구의 교환
③ 주축의 회전
④ 위치결정(X, Y, Z) 및 공구길이 보정
⑤ 공구지름 보정 및 절삭가공
⑥ 귀환 및 공구보정 취소
⑦ 프로그램 종료

%	- 데이터 전송을 위한 %(End Of Record)입력
O1234;	- 프로그램 번호
N10 G40G49G80;	- 공구지름보정 취소, 길이보정취소, 고정사이클 취소
N20 G28G91X0.Y0.Z0..;	- 자동원점복귀
N30 G30G91Z0.M19;	- 제2원점(공구교환점)으로 복귀
N40 T02M06;	- 2번 공구로 교환(사용하려는 공구 지정)
N50 G54G00G90X-15.Y-15. S1000M03;	- 공작물 좌표계 설정X축, Y축 급속위치 결정, 주축 정회전
N60 G43Z100.H02;	- 공구길이 보정하며 Z축 급속 위치 결정
N70 Z5.M80;	- Z축 5mm위치로 이동하며 절삭유 ON
N80 G01Z-3.F80;	- 가공시작, 절입깊이 3mm, 이송속도 80(mm/min)
N90 G41X10.D02;	- 공구지름 보정하며 X10.까지 직선 절삭
↓	↓
↓	↓
N150 G49G00Z150.M09;	- 공구길이보정 취소하며 Z150.까지 급속이송, 절삭유OFF
N160 G40M05;	- 공구 지름보정 취소, 주축정지
N170 M30;	- 프로그램 끝
%	- 데이터 전송을 위한 %(End Of Record)입력

4-3-1 준비기능(G코드)와 보조기능(M코드) 일람표

가. 준비기능(G코드) 일람표

G - code 체계	그 룹	기 능
★G00	01	위치결정(급속이송)
★G01		직선보간(절삭이송)
G02		원호보간 CW 또는 헬리컬보간 CW
G03		원호보간 CCW 또는 헬리컬보간 CCW
G04	00	휴지(Dwell)
G09		Exact stop
G10		프로그램 Data 입력
★G15	17	극좌표지령 취소
G16		극좌표지령
★G17	02	XY평면 선택
G18		ZX평면 선택
G19		YZ평면 선택
G20	06	inch 데이터 입력
G21		mm 데이터 입력
★G22	04	금지영역 설정
G23		금지영역 설정 취소
G27	00	원점 복귀 체크
G28		원점으로 자동복귀
G29		원점에서의 이동
G30		제2, 제3, 제4원점 복귀
G33	01	나사절삭
G37	00	공구길이 자동측정
G39		공구경 보정 코너 원호 보간
★G40	07	인선 R보정 취소
G41		인선 R보정 좌측
G42		인선 R보정 우측
G43	08	공구 길이보정 +
G44		공구 길이보정 -
G49		공구 길이보정 취소
G50	11	스케일링 취소
G51		스케일링

G - code 체계	그 룹	기 능
G52	00	로컬 좌표계 설정
G53		기계좌표계 선택
★G54	14	공작물 좌표계 1번 선택
G55		공작물 좌표계 2번 선택
G56		공작물 좌표계 3번 선택
G57		공작물 좌표계 4번 선택
G58		공작물 좌표계 5번 선택
G59		공작물 좌표계 6번 선택
G60	00	한방향 위치 결정
G61	15	Exact stop 모드
G62		자동코너 오버라이드
G63		태핑모드
G64		절삭 모드
G65	00	매크로 호출
G66	12	매크로 모달 호출
G67		매크로 모달 호출 취소
G68	16	좌표계 회전 모드 ON
G69		좌표계 회전 모드 OFF
G73	09	펙 드릴링 사이클
G74		역 태핑사이클
G76		정밀 보링 사이클
★G80		드릴용 고정사이클 Cancel
★G81		Drill, Spot Drilling 사이클
G82		Drill, Counter Boring 사이클
G83		Peck Drill Cycle
G84		Tapping 사이클
G84.2		Rigid Tapping 사이클(FS10/11 Format)
G82.3		역 Rigid Tapping 사이클(FS10/11 Format)
G85	09	Boring 사이클
G86		Boring 사이클
G87	09	Back boring 사이클
G88		Boring 사이클
G89		Boring 사이클

G - code 체계	그 룹	기 능
★G90	03	절대지령
★G91		증분지령
G92	00	공작물 좌표계 설정
★G94	05	분당이송
G95		회전당 이송
G96	13	주속 일정 제어
★G97		주축 회전수 일정제어
★G98	10	고정사이클 초기점 복귀
★G99		고정사이클 R점 복귀

주) ① 00그룹은 지령된 블록에서만 유효(one-shot G-코드)하다.
② ★ 표시기호는 전원투입시 설정되는 G-코드를 나타낸다.
③ G-code 일람표에 없는 G-code를 지령하면 알람 발생(PS100)
④ G-code는 그룹이 서로 다르면 몇 개라도 동일 블록에 지령할 수 있다.
⑤ 동일그룹의 G-code를 동일 블록에 여러개 지령하면 마지막에 지령한 G-code가 유효한다.
⑥ G-code는 각각 그룹번호 별로 표시된다.

나. 보조기능(M코드) 일람표

M-Code	기 능	M-Code	기 능
M00	프로그램정지(Program Stop)	M09	절삭유OFF
M01	선택적 정지(Optional Stop)	M13	척 풀림
M02	프로그램 종료(Program End)	M14	심압대 스핀들 전진
M03	주축 정회전	M15	심압대 스핀들 후진
M04	주축 역회전	M17	머신 로크
M05	주축 정지	M18	머신 로크 취소
M07	고압 절삭유 ON	M30	프로그램 종료 & 첫 머리로 되돌아감 (Program End & Rewind)
M08	절삭유 ON		

다. 서브 및 메인 프로그램 호출

M-Code	기 능	
M98	Sub Program 호출 M98 P □□□□ △△△△	P □□□□ : 반복회수(생략하면 1회) △△△△ : 보조프로그램 번호
	Sub Program 호출 M98 P □□□□ L△△△△	P □□□□ : 보조프로그램 번호 △△△△ : 반복회수(생략하면 1회)
M99	Main Program 호출 (Sub Program 종료) M99 P □□□□	P □□□□ : 분기하고자 하는 전개번호

주) ① 반복지정(P8 자릿수)에서 호출할 때 보조 프로그램 번호가 4자리수가 안 되는 경우 상위 자리수를 0으로 4자리수로 해서 지령한다.

예) P100100 : 서브 프로그램 번호 100번을 10회 호출 한다.
P50001 : 서브 프로그램 번호 1번을 5회 호출 한다.

4-3-2 준비기능

준비기능 명령은 주소(address) G에 이은 수치에 의해 표현되고 블록에 포함되는 명령의 의미를 규정한다.

G코드에는 다음 2가지 종류가 있다.

〈표 16〉 준비기능의 구분

구 분	의 미	구 별
1회 유효 G코드 (one shot G code)	지령된 블록에 한해서 유효한 기능	"00" 그룹
연속유효 G코드 (modal G코드)	동일그룹의 다른 G코드가 나올 때까지 유효한 기능	"00" 이외의 그룹

4-3-3 보간기능

보간기능은 축의 이동(즉, 공작물에 대한 또는 테이블에 대한 공구의 이동)방법을 지령하는 것이다.

가. 급속 위치결정(G00)

절대지령일 때는 공작물좌표계의 지령된 점으로, 증분지령일 때는 현재 위치에서 지령된 값만큼 떨어진 점으로 공구가 급속이송속도로 이동한다.

▶ 지령형식

G00	G90 G91	X_ Y_ Z_ ;

G90, G91 : 절대, 증분지령(2개중 1개만 지령)
X, Y, Z : 절대지령일 때 공구이동의 종점 좌표
증분지령일 때 공구의 이동량

※ 공구의 이동 경로

① 비 직선형 위치 결정

각 축 독립으로 급속이송속도로 위치 결정된다. 공구경로는 통상 직선이 되지 않는다. 지령된 위치까지 도달한 축부터 순서대로 정지한다.

② 직선보간형 위치결정은 지령된 점까지 직선으로 이동하고 각 축의 급속이송속도를 넘지않도록 최단 위치결정 시간이 되는 속도로 위치결정한다. 단, 경로는 직선보간(G01)과 같지 않다.

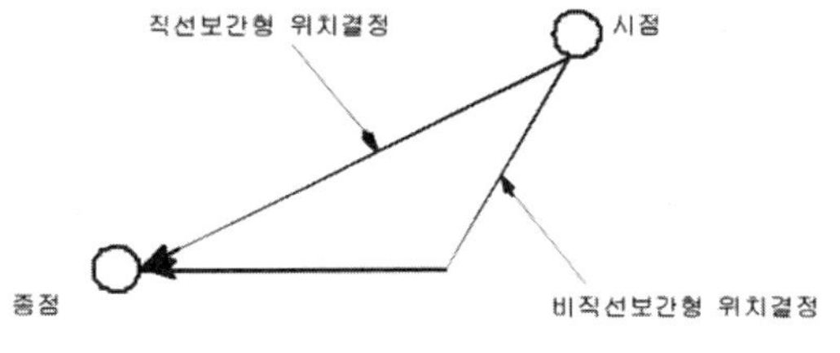

[그림 133] 비 직선형 위치 결정과 직선보간형 위치결정

Inposition Check란

이송하는 모터가 지령된 종점의 폭 안에 도달한 것을 말하며, 이 폭은 파라미터에 입력되어 있고 보통 0.02mm를 설정한다. 직선보간에는 적용되지 않으며 급속이송이 있는 블록에서 적용된다. G00지령의 경우 급속이송속도는 각 축 독립적으로 설정하며, G00에 의한 위치결정 모드에서는 블록의 선두에서는 결정된 속도까지 가속을 하고 블록의 종점에서는 감속이 이루어져 inposition 상태가 된 것을 확인하고 다음블록으로 이동한다.

나. 한방향 위치 결정(G60)

기계의 운동손실(lost motion)을 없애고 정밀한 위치 결정을 하기위해 최종적으로 한 방향으로 위치 결정을 한다.

▶ 지령형식

G60	G90 G91	X_ Y_ Z_ ;

G90, G91 : 절대, 증분지령(2개중 1개만 지령)
X, Y, Z : 절대지령일때 공구이동의 종점 좌표
증분지령일때 공구의 이동량

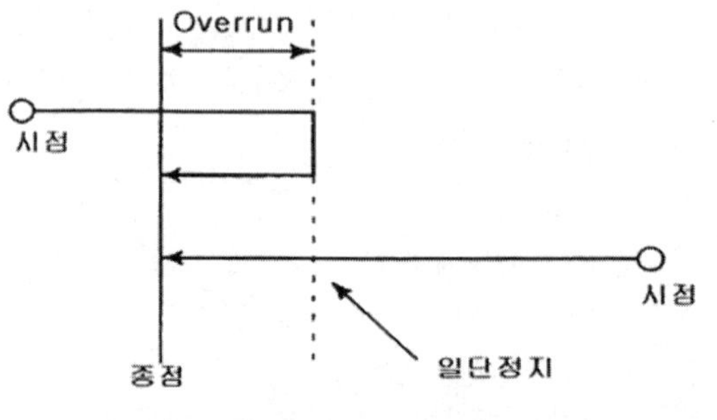

[그림 134] 한방향 위치 결정 제어

주) ① Overrun 량과 위치결정 방향은 파라메터에 설정한다.

② 지령한 위치 결정방향과 파라메터에 설정한 위치결정방향이 일치하는 경우도 종점 앞에서 일단 정지 한다.

③ one-shot G코드인 G60을 파라미터 설정을 1로 함으로써 01그룹의 modal G코드로 사용할 수 있다.

다. 직선보간(G01)

지령된 종점까지 F의 이송속도로 직선을 따라 이동한다. F로 지정한 이송속도는 다시 지령할 때까지 유효하므로 매 블록마다 지정할 필요는 없다. F로 지정한 이송속도는 직선을 따라 공구가 움직이는 속도이다. F에 한번도 이송속도를 지령하지 않은 경우는 이송속도가 0이다.

▶ 지령형식

G60	G90 G91	X_ Y_ Z_ F_ ;

G90, G91 : 절대, 증분지령(2개중 1개만 지령)
X, Y, Z : 절대지령일때 공구이동의 종점 좌표
증분지령일때 공구의 이동량
F : 공구의 이송속도(mm/min)

예) 직선보간 프로그램

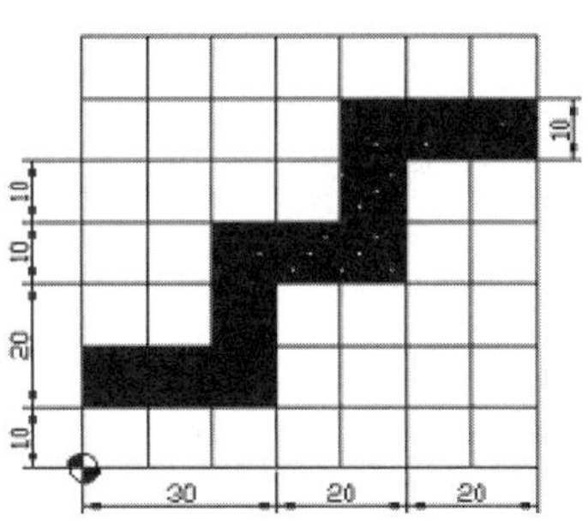

* 프로그램
X30.Y10. ;
G01 G90 X30. Y30. ;
X50. Y30. ;
X50. Y50. ;
X70. Y60. ;

[그림 135] 직선보간

라. 임의의 면취, 코너R 기능

임의의 직선과 직선 사이에 면취와 코너 R가공은 G01로 지령할 수 있다. C와 R 어드레스(address)앞에 콤마(comma : ,)를 사용하여 프로그램을 작성한다.

① 임의의 면취

직선 AO와 OB사이의 면취 프로그램에서 교점을 계산하지 않고 ",C" 지령으로 프로그램을 작성할 수 있다.

▶ 지령형식

G01	G90 G91	X_ Y_ ,C_ F_ ;

G90, G91: 절대, 증분지령(2개중 1개만 지령)

X, Y: X, Y축이 만나는 끝점의 좌표

,C : 면취(콤마를 "C" 앞에 지령한다.)

F : 공구의 이송속도(mm/min)

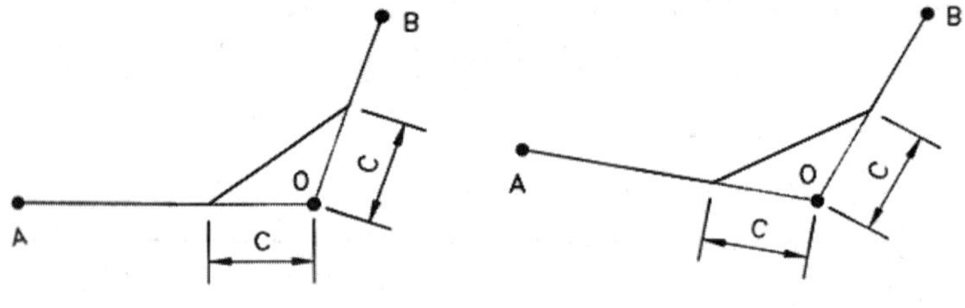

[그림 136] 임의의 면취

② 임의의 코너R 지령

직선 AO와 OB사이 코너 R의 교점을 계산하지 않고 " ,R " 지령으로 프로그램을 작성할 수 있다.

▶ 지령형식

G01	G90 G91	X_ Y_ ,R_ F_ ;

G90, G91 : 절대, 증분지령(2개중 1개만 지령)

X, Y : X, Y축이 만나는 끝점의 좌표

,R : 면취(콤마를 "R" 앞에 지령한다.)

F : 공구의 이송속도(mm/min)

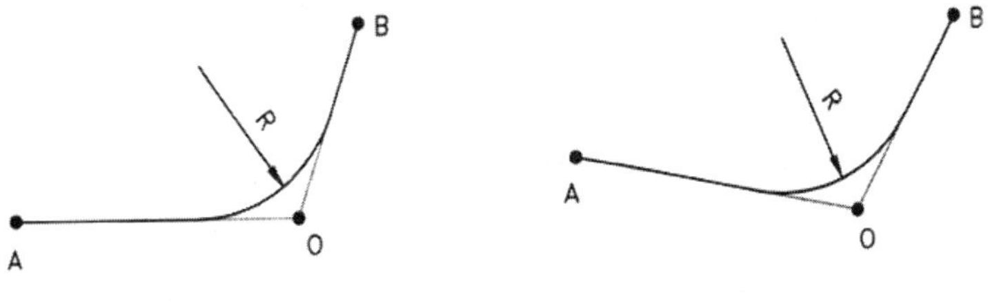

[그림 137] 임의의 코너 R

주) ① 직선과 직선 사이에서만 지령할 수 있다.

② 반드시(,)콤마 다음에 C 또는 R을 지령한다.

③ 자동운전 모드에서만 사용할 수 있다(싱글블록 사용불가)

예) 임의의 면취, 코너R 프로그램

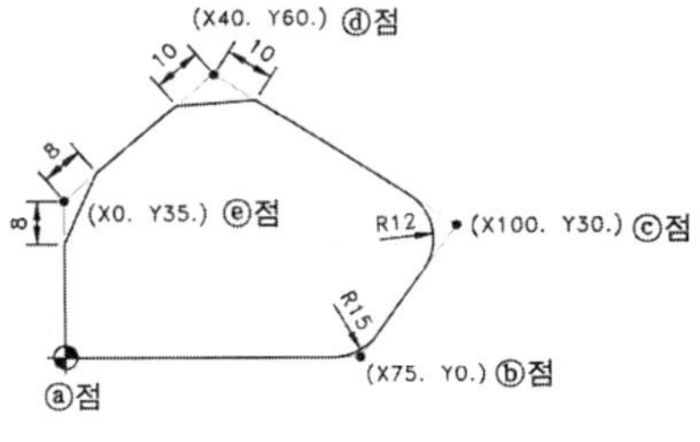

[그림 138] 면취 및 코너R

* 프로그램

G00 G90 X0. Y0. ;	ⓐ점 위치
G01 X75. ,R15. F120 ;	G01지령으로 ⓑ점 위치와 코너R15.지령
X100. Y30. ,R12. ;	ⓒ점 위치와 코너R12.지령
X40. Y60. ,C10. ;	ⓓ점 위치와 면취C10.지령
X0. Y35. ,C8. ;	ⓔWJA 위치와 면취C8.지령
X0. Y0. ;	ⓐ점 지령

마. 원호 보간(G02, G03)

지령된 시작점에서 끝점까지 반지름 R로 시계방향(G02), 반시계방향(G03)으로 원호가공할 때 사용한다.

▶ 지령형식

G17 G18 G19	G02 G03	G90 G91	X_ Y_ Z_	R_ I_ J_ K_	F_ ;

G17, G18, G19 : 작업평면

G02 : 원호보간 시계방향(CW)

G02 : 원호보간 반시계방향(CCW)

X, Y, Z : 원호가공 종점의 좌표

R 또는 I, J, K : 시점에서 원호 중심까지의 거리(부호 부착)

(I, J, K의 값 중에서 0인 값은 생략할 수 있다)

F : 원호를 따라 이동하는 이송속도(mm/min)

원호보간에서의 평면선택	
G17 평면	X, Y축 원호보간
G18 평면	Z, X축 원호보간
G19 평면	Y, Z축 원호보간

① 원호보간 방향

시계방향(CW, G02), 반시계방향(CCW, G03)은 오른손 좌표계에서 각 작업평면(X-Y평면, Z-X평면, Y-Z평면)에 대하여 Z축, Y축, X축의 (+)방향에서 (-)방향으로 향하여 볼 때, 시계방향(CW)회전이면 G02, 반시계방향(CCW)회전이면 G03으로 지령한다.

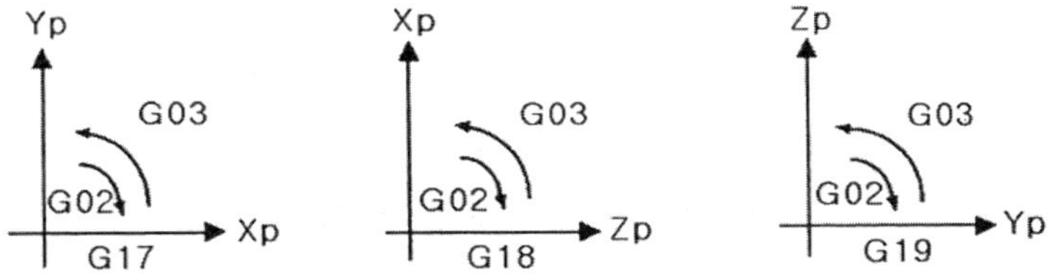

[그림 139] 작업평면과 회전방향

② 원호의 중심까지의 거리

원호의 종점은 X, Y, Z로 지령되며 G90 또는 G91에 대해서 절대지령 또는 증분지령으로 나타낸다. 증분지령은 원호의 시점에서 본 종점까지의 거리를 원호의 중심은 X, Y, Z에 대응하고, 각각 어드레스 I, J, K 뒤의 수치는 원호의 시점에서 중심을 본 벡터 성분으로 항상 증분지령으로 방향에 따라 부호를 붙여 지령한다. I0, J0, K0는 생략할 수 있다. 시점에서의 반경 값과 종점에서의 반경 값 차이가 허용 값을 넘는 지령은 알람이 된다.

※ 부호를 붙일 때 시점을 기준으로 중심점의 좌표가 위쪽, 오른쪽에 있으면(+), 아래쪽, 왼쪽에 있으면(-) 부호를 붙인다.

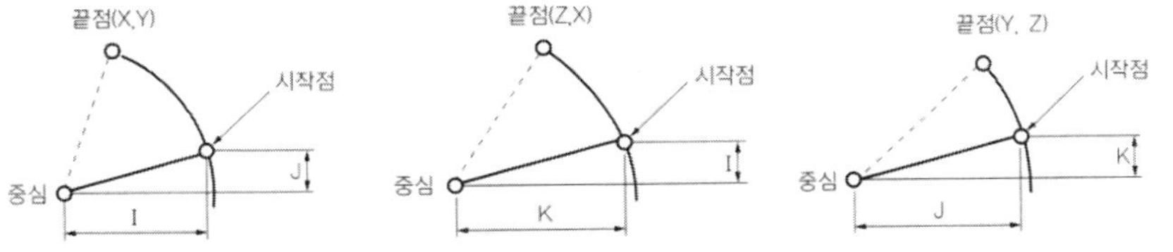

[그림 140] 원호보간(I, J, K지령)

③ 진원의 지령

X, Y Z를 모두 생략하고 종점이 시점과 같은 위치에서 I, J, K를 사용해서 중심을 지령했을 경우에는 360° 의 원호(진원)를 지령한 것이 된다.

예) G02 I_ : 진원 지령

④ 원호의 반경

원호의 중심까지의 거리를 I, J, K로 지령하는 대신에 반경 R로 지령할 수 있다. 180° 이하 원호는 양(+)의 값, 180° 이상의 원호는 음(-)의 값으로 지령한다. I, J, K와 R이 동시에 지령되었을 경우 R지령이 우선되고 I, J, K는 무시된다.

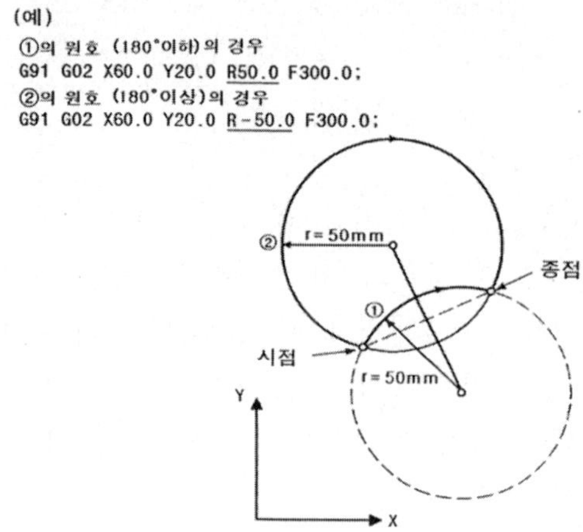

[그림 141] 원호보간(R지령)

예) 원호보간 프로그램

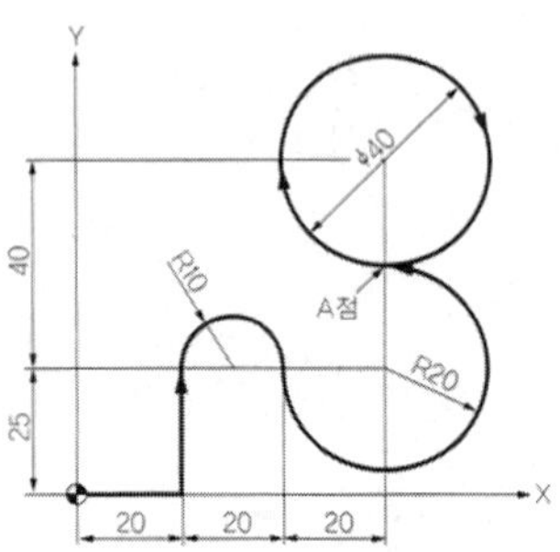

[그림 142] 원호보간

● 절대지령

㉠ 원호 R 지령

```
G90G01X20.F100 ;
     Y25. ;
  G02X40.R10. ;
  G03X60.Y45.R-20. ;
  G02 J20. ;
```

㉡ 원호 I, J지령

```
G90G01X20.F100 ;
     Y25. ;
  G02X40.I10. ;
  G03X60.Y45.I20. ;
  G02 J20. ;
```

● 증분지령

㉠ 원호 R 지령

```
G91G01X20.F100 ;
     Y25. ;
  G02X20.R10. ;
  G03X20.Y20.R-20. ;
  G02 J20. ;
```

㉡ 원호 I, J지령

```
G91G01X20.F100 ;
     Y25. ;
  G02X20.I10. ;
  G03X20.Y20.I20. ;
  G02 J20. ;
```

마. 헬리컬 보간(G02, G03)

원호보간과 동시에 지정평면 이외의 축 이동을 1축 또는 2축을 지령하면 공구를 나선상으로 움직이는 헬리컬 보간이 가능하다. 지령방법은 원호절삭의 지령에서 원호를 만드는 평면에 포함되지 않는 다른 한 축에 대한 이동 지령을 한다.

직선으로 움직이는 축의 속도는 F × (직선축의 길이)/(원호의 길이)가 되며 F는 원호의 이송속도를 의미한다.

▶ 지령형식

G17	G02	G90		R_	
G18			X_ Y_Z_		F_ ;
G19	G03	G91		I_ J_ K_	

G17, G18, G19 : 작업평면

G02 : 원호보간 시계방향(CW)

G02 : 원호보간 반시계방향(CCW)

X, Y, Z : 평면선택에 따라 결정된 두 축은 원호가공 종점좌표를 지령하고 나머지 한 축은 직선보간의 종점좌표를 지령한다.

R 또는 I, J, K : 시점에서 원호 중심까지의 거리(부호 부착)
(I, J, K의 값 중에서 0인 값은 생략할 수 있다)

F : 원호를 따라 이동하는 이송속도(mm/min)

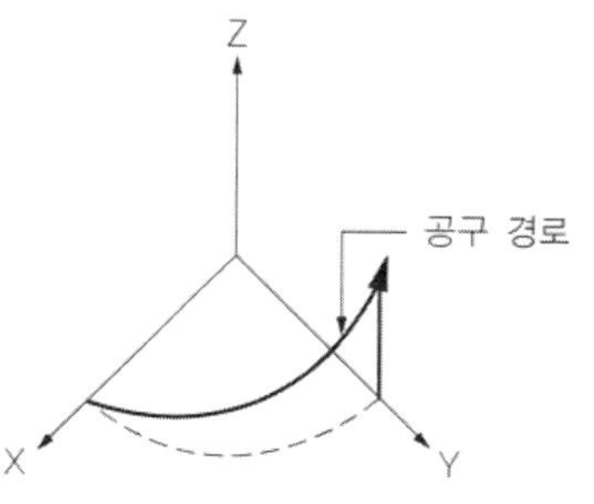

[그림 143] 헬리컬 절삭

예) 헬리컬보간 프로그램

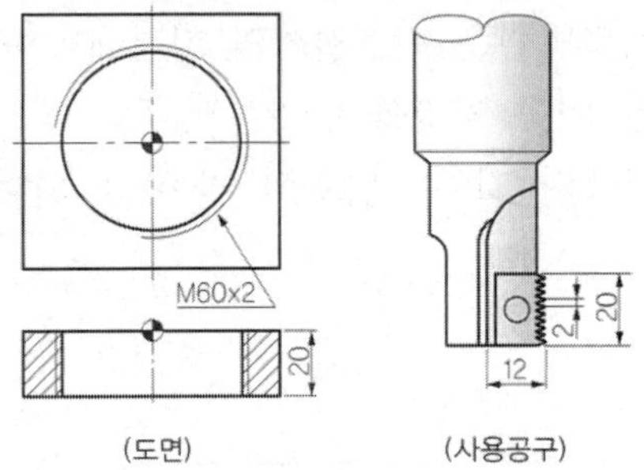

[그림 144] 헬리컬 보간

* 프로그램

```
G54G00G90X0.Y0.S500M03 ;
Z50.G43H03M08 ;
G01Z-19.F200 ;
G42X-30.Y0.D03F200 ;
G02I30.Z-21. ;
G01G40X0.Y0. ;
G00Z100.M09 ;
```

바. 나사절삭(G33)

나사절삭기능은 일정 간격리드의 직선나사를 절삭하는데 사용한다. 주축회전수를 주축에 붙어 있는 포지션코더에서 읽어 들여 분당이송의 절삭이송속도로 변환하여 공구가 이동한다. 한 개의 나사를 가공하는데 황삭에서 사상까지 여러번 같은 경로로 나사절삭을 행한다.

▶ 지령형식

G33	G90 G91	Z_	F_ ;

Z : 나사길이(증분지령시) 또는 나사끝점 위치(절대지령시)

F : 나사의 리드

4-3-4 이송기능

공구가 이동하는 속도를 제어하는 기능을 이송기능이라고 한다.

가. 급속이송

위치결정(G00)의 지령에 의해서 공구를 급속이송으로 위치결정 한다. 급속이송은 기계 제작회사에서 설정한 어떤 폭 안에 도달한 후(in position check) 다음 블록을 실행한다. 급속이송속도는 축마다 파라미터에 설정되어 있기 때문에 프로그램에서 지령할 필요가 없다. 급속이송속도는 기계 조작반 상의 스위치로 다음 값의 오버라이드를 걸 수가 있다. F0.25% , 50%, 100%

F0 : 일정한 속도로 축마다 파라미터에 설정할 수 있다.

▶ 지령방법

G00	G90 G91	X_ Y_ Z_ ;

G00 : 위치결정(급속이송) 지령
X, Y, Z : 절대지령일 때 공구이동의 종점 좌표, 증분지령일 때 공구의 이동량

나. 절삭이송

직선보간(G01), 원호보간(G02, G03)등으로 공구를 어느 정도의 속도로 이동 시킬 것인지를 F에 이어지는 수치로 지령한다. 절삭이송시에는 가능한 한 앞블록과 지령속도 변화가 없도록 다음블록을 실행한다.

1) 분당이송(G94)

분당이송은 공구를 분당 어느 정도 이송할지를 FDP 이어지는 수치로 직접 지령하다. 전원 투입시 밀링계는 분당이송(G94), 선반계는 회전당이송(G95)이 자동으로 선택된다.

▶ 지령방법

G94	F_ ;

G94 : 분당이송 지령
F : 1분간에 해당하는 이송량(mm/min, inch/min)

다. 회전당이송(G95)

회전당이송은 공구를 주축 1회전당 얼마만큼 이송할 지를 F에 수치로 직접 지령한다.

▶ 지령방법

G95	F_ ;

G95 : 회전당이송 지령
F : 1회전에 해당하는 이송량(mm/rev, inch/rev)

※ 관계식 : F = f × N
F : 분당이송(mm/min, inch/min)
f : 회전당이송(mm/rev, inch/rev)
N : 주축회전수(rpm)

라. 자동코너 오버라이드(G62)

공구경 보정중에 내측 코너부와 내측 원호부에서 공구의 움직임을 자동적으로 감속하고 공구의 부하를 경감하여 깨끗한 절삭면을 얻을 수 있다. G62가 지령되어 있고, 공구경 보정된 공구경로가 내측코너를 형성할 때 코너의 양단에서 자동적으로 이송속도에 오버라이드가 걸린다.

▶ 지령방법

G62	F_ ;

G62 : 자동코너 오버라이드 지령
F : 1분간에 해당하는 이송량(mm/min, inch/min)

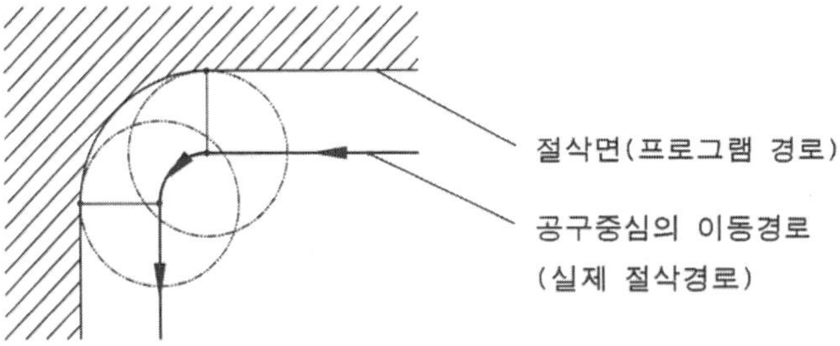

[그림 145] 자동코너 오버라이드

마. Exact Stop(G09, G61), 절삭모드(G64), 태핑모드(G63)

블록과 블록의 절삭가공에서 정확한 종점의 위치에 도달한 것을 확인하고 다음 블록으로 이동하게 하는 Exact Stop(G09)기능과 절삭모드(G64) 또는 태핑모드(G63)일 때의 공구경로가 다릅니다.

〈표 17〉 절삭이송에서의 속도제어

기능명	G코드	G코드의 유효성	설 명
Exact Stop	G09	지령된 Block 에서만 유효한다.	공구가 Block종점에서 감속하고 In Position이 Check된 후 다음 Block이 실행된다.
Exact Stop Mode	G61	한번 지령되면 G62(M계), G63 또는 G64가 지령될 때까지 유효한다.	공구가 Block종점에서 감속하고 In Position이 Check된 후 다음 Block이 실행된다.
절삭 Mode	G64	한번 지령되면 G61, G62(M계) 또는 G63이 지령될 때 까지 유효한다.	공구가 Block종점에서 감속되지 않고 다음 Block이 실행된다.
Tapping Mode	G63	한번 지령되면 G61, G62(M계) 또는 G64가 지령될 때 까지 유효한다.	공구가 Block종점에서 감속되지 않고 다음 Block이 실행된다. 이송속도 Override 및 Feed Hold는 무효가 된다.

▶ 지령방법

Exact Stop	G09 ;
Exact Stop Mode	G61 ;
절삭 Mode	G64 ;
Tapping Mode	G63 ;
자동코너 오버라이드	G62 ;

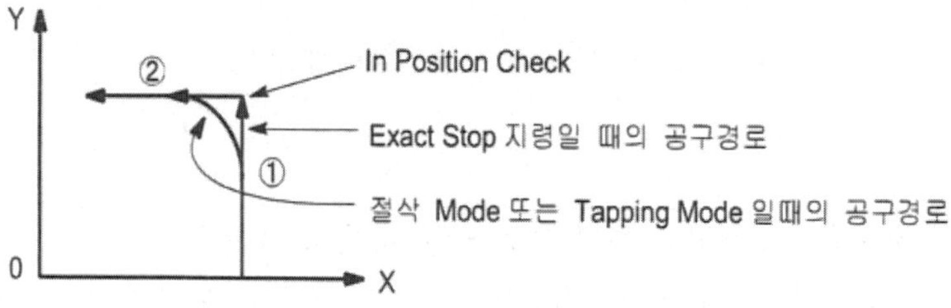

[그림 146] ①과 ②의 블록사이의 공구경로

바. 휴지(Dwell Time)기능(G04)

지령된 시간동안 프로그램의 진행을 정지시킬 수 있는 기능이다. 휴지기능을 실행하면 작동중인 기능은 계속 유지된다. 드웰지령으로 지령된 시간만큼 다음 블록의 동작으로 이동하는 것을 늦출 수 있다.

▶ 지령방법

G04 X_ ; 또는 G04 P_ ;

X_ : 시간 또는 주축의 회전수 지정(소수점 사용가능)
P_ : 시간 또는 주축의 회전수 지정(소수점 사용 불가능)

예) 2초간 정지지령

G04 X2. ;

G04 P2000 ;

※ 최대지령 시간 : 99999.999초

4-3-5 주축기능(S)

1) 주축속도 일정제어(G96)

효과적인 절삭가공을 위해 X축 위치에 따라서 주축속도(회전수)를 변화시켜 절삭속도를 일정하게 유지하여 공구수명을 길게 하고 절삭시간도 단축할 수 있는 기능이다. 주축의 회전수는 가공물의 직경에 따라 자동적으로 변화한다.

▶ 지령형식

G96	S_ ;

S : 절삭속도(mm/min)

★ 관계식

$$V = \frac{\pi DN}{1000} \qquad N = \frac{1000 \times V}{\pi D}$$

V : 절삭속도(mm/min)

D : 소재직경(mm)

N : 회전수(rpm)

2) 주축 회전수일정제어(G97)

나사가공이나 홈가공시 가공물의 직경에 관계없이 일정한 회전수로 가공할 수 있다.

▶ 지령형식

```
G97          S_ ;
```

S : 주축회전수(rpm)

3) 주축 최고회전수 지정(G92)

G92 S_ ; 와 같이 G92블록에 지령된 회전수 값으로 주속일정제어(G96)나 주축회전수일정제어(G97)에서 지령된 회전수를 제한할 수 있다. 실수에 의한 과대한 회전수 지령을 안전하게 제어한다.

▶ 지령형식

```
G92          S_ ;
```

S : 주축 최고회전수(rpm)

예) 주축 최고회전수 지정은 G92기능과 같은 블록에 지령해야 한다.
G92 X0. Y0. Z100. S2000 ; - 최고 회전수 2000rpm지정
S3000 M03 ; - 3000rpm으로 지정했지만 2000rpm 이상 회전하지 않는다.

4-3-6 보정기능

프로그램을 작성할 때 공구의 길이와 형상을 고려하지 않고 프로그램을 작성하게 된다. 그러나 실제 가공할 때는 각각의 공구가 길이와 직경의 크기에 차이가 있으므로 이 차이의 양을 보정화면에 등록하고 공작물을 가공할 때 호출하여 자동으로 위치보상을 받을 수 있게 하는 기능을 보정 기능이라 한다. 이 각각의 공구길이의 차이와 직경의 크기 등을 측정하여 미리 보정화면에 등록하여 둔다. 이 양을 측정하는 것을 공구셋팅(Tool setting)이라 한다.

가. 공구교환

주소(address) T는 공구를 선택하는 기능을 담당하며, M06(공구교환)과 함께 지령

하여야 한다. 선행블록에 M06이 있어도 M06 지령 없이 T지령을 하게 되면 에러가 발생한다. EKE, 공구를 교환하려면 공구길이 보정이 취소된 상태에서 공구교환지점(일반적으로 제2원점)에 위치해 있어야 한다.

예) 공구교환

G00G49G90Z150.; - 공구길이 보정 취소, Z150.위치로 급속이송

G30G91Z0.; - 제 2원점(공구교환점)으로 Z축 복귀

T□□M06 : - □□번 공구 선택하여 교환

나. 공구지름(경)보정(G40, G41, G42)

공구의 측면날을 이용하여 가공하는 경우 공구의 직경 때문에 공구 중심이 프로그램과 일치하지 않는다, 이와 같이 공구중심으로부터 떨어진 거리를 옵셋(offset)이라고 하며 공구를 가공 형상으로부터 일정거리 만큼 떨어지게 하는 것을 공구 지름보정이라고 한다. 이때 공구의 중심은 가공면에 대하여 항상 수직방향으로 공구의 반지름 벡터만큼 떨어져 운동하도록 CNC장치에서 제어한다.

공구지름 보정은 G00, G01과 함께 지령해야하며, 공구의 진행방향에 따라 3가지 G코드로 분류하며 이 중에 하나를 선택하여 사용한다.

※ 주의 : G02, G03과 같이 지령하면 알람이 발생한다.

▶ 지령형식

G17 G18 G19	G90 G91	G00 또는 G01	G40 G41 G42	X_ Y_ Z_ D_ ;

D : 공구지름 보정값을 입력한 번호

〈표 18〉 코드의 의미

G코드	의 미	공구경로 설정
G40	공구지름 보정 취소	공구중심과 프로그램 경로가 같다.
G41	공구지름보정 좌측 (하향절삭)	공작물을 기준으로 공구진행 방향에 대해 공구가 공작물의 좌측에 있다
G42	공구지름보정 우측 (상향절삭)	공작물을 기준으로 공구진행 방향에 대해 공구가 공작물의 우측에 있다

공구지름 보정 G-코드		공구 이동경로
G40	공구지름 보정 취소	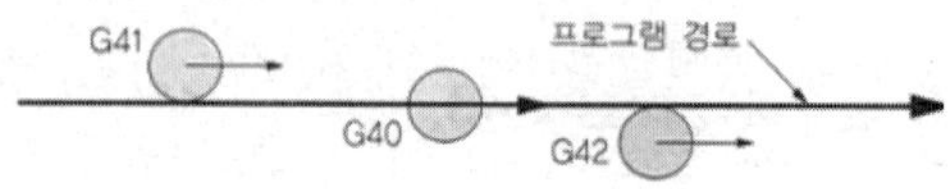
G41	공구지름 좌측 보정	
G42	공구지름 우측 보정	

[그림 147] 공구지름 보정시 공구이동 경로

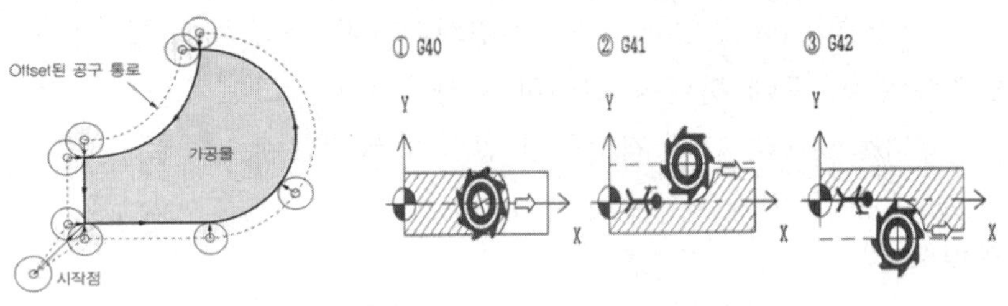

[그림 148] 공구옵셋과 공구보정 방향

★ Start Up 블록

공구경 보정 무시(G40) 상태에서 공구경보정(G41, G42)을 지령한 블록을 Start Up블록이라 한다.

예) G41 G01 X0. D01 F100 ; - Start Up 블록

Y50. ;

X55. ;

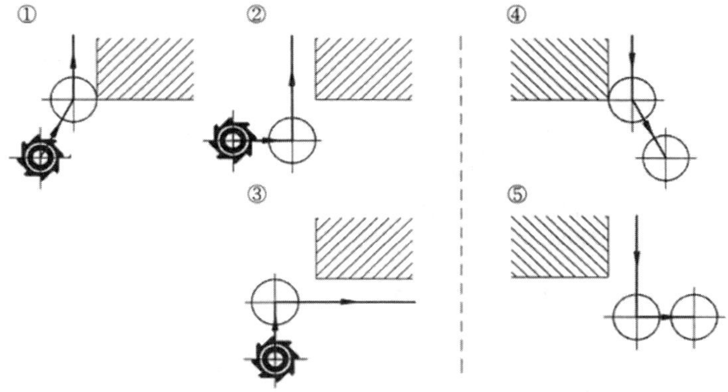

[그림 149] 공구경 보정 및 무시

[그림 149] 에서 공구경 보정은 가능하면 다음 블록에 직각인 방향으로 보정하고 무시할 때는 현재 보정되어 있는 축을 직각방향으로 이동시키면서 무시 지령하는 것이 좋다. ②,③이 ①번 방법보다 좋고, ④번 보다 ⑤번 방법을 권장한다.

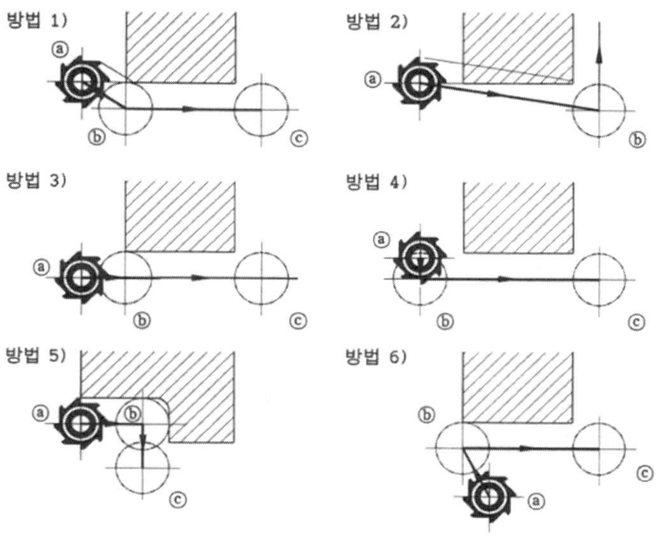

[그림 150] 잘못된 공구경 보정의 예

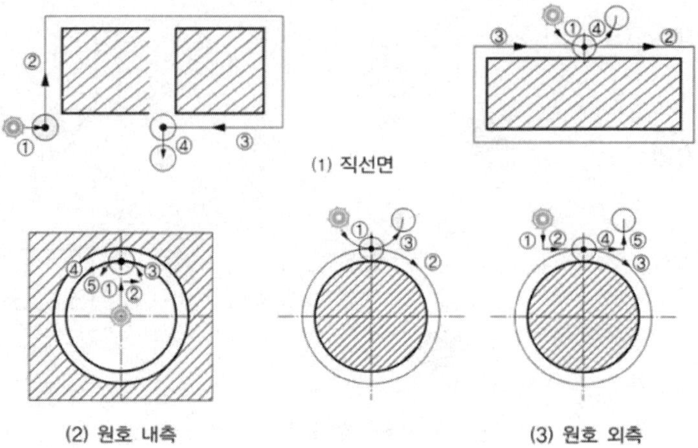

[그림 151] 공구의 접근과 도피방법

다. 공구길이 보정(G43, G44, G49)

머시닝센터에 사용되는 공구는 길이가 각각 다르므로, 기준이 되는 공구와 각각의 공구길이 차이를 공구길이 보정란(옵셋 화면)에 입력해 두고, 프로그램에서 각 공구의 보정값을 불러들여 보정하여 사용함으로서 공구길이의 차이를 해결할 수 있도록 하는 것을 공구길이 보정이라고 한다. 공구길이 보정방법에는 (+)방향 보정(G43)과 (-)방향보정(G44)의 두 가지가 있다. 보통 G43을 많이 사용하며 기준 공구보다 짧은 경우 보정값 앞에(-)부호를 붙여 입력한다.

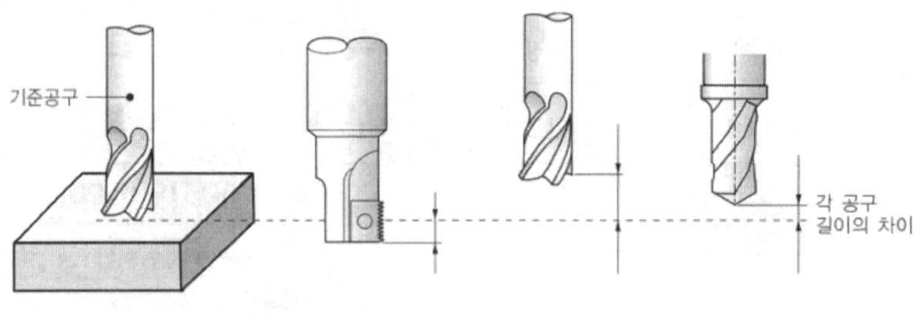

[그림 152] 공구길이 보정

▶ 지령형식

<table>
<tr><td>G17
G18
G19</td><td>G90
G91</td><td>G00 또는 G01</td><td>G43
G44</td><td>Z_ H_ ;</td></tr>
</table>

H : 보정화면에 공구길이 보정값을 입력한 번호

〈표 19〉 코드의 의미

공구길이 보정 G코드	
G43	+ 방향 공구길이 보정(+방향으로 이동)
G44	- 방향 공구길이 보정(+방향으로 이동)
G49	공구길이 보정취소

공구길이 보정의 취소는 G49의 지령 또는 보정번호를 00즉 H00으로 지령하여 취소할 수 있으나, G49의 지령을 많이 사용한다. 가공물의 다듬질 여유는 보정값에 다듬질 여유값을 더하여 입력하면 쉽게 해결된다. 공구길이 보정을 하여 사용한 공구를 다른 공구로 교환할 때에는 반드시 보정을 취소하고 공구 교환 위치로 가야한다.

공구길이 보정은 공구 교환 후 위치결정을 하는 블록에서 지령하고, 작업이 종료되고 공구를 후퇴시키는 블록에서 취소하는 것이 일반적이다. 공구길이의 측정은 툴 프리세터 또는 하이트 프리세터를 이용하면 정확하고 쉽게 할 수 있다. 툴 프리세터는 공구의 길이 및 지름을 측정하는 장치이며, 측정치를 읽는 방법에 따라 마이크로미터식, 다이얼 게이지식, 광학식 등이 있으며 최근에는 컴퓨터를 접속시켜 공구의 길이 및 지름 측정은 물론 공구수명, 절삭조건, 사용실적 등 각종 공구데이터 관리를 병용하는 툴 프리세터도 있다. 하이트 프리세터는 기계에 공구를 고정할 때 길이를 비교하여 그 차이값을 구할 때 사용하는 장치이다.

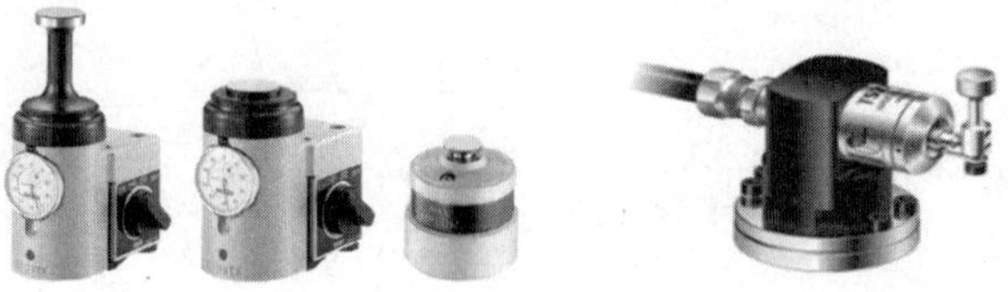

[그림 153] 공구 측정 장치

4-3-7 보조기능

주소(address) M 다음에 이어지는 수치가 지령되면 코드신호와 strobe 신호가 송출된다. 이러한 신호는 기계측에서의 ON/OFF제어에 사용된다. 일반적으로 M코드는 1개만 유효하지만 파라미터의 설정으로 최대 3개까지 가능하다. M코드의 기능은 기계제작회사에 따라 어떤 기능을 할지는 다를 수 있다.

▶ 보조기능 코드

① M02, M30(프로그램의 끝)

주(main)프로그램의 종료를 의미하며, 자동운전을 정지하고 Reset상태로 한다.

M30이 지령되면 프로그램 선두로 돌아온다.

② M00(프로그램 정지)

M00이 지령된 블록을 실행 후 자동운전을 정지한다. 정지 후에도 지금까지의 modal정보는 모두 저장되어 있기 때문에 자동운전의 기동을 실행하면 자동운전을 재개할 수 있다.

③ M01(선택적 정지)

M00과 같이 M01이 지령된 블록을 실행 후 자동운전을 정지한다.

단, 기계조작반 상의 "optional stop switch" 가 ON되어 있는 경우에 한정한다.

④ 서브 프로그램(M98(서브프로그램호출), M99(서브프로그램 종료))

프로그램 중에 어느 고정된 시퀀스나 반복 패턴이 있을 때 이것을 서브프로그램으로 미리 메모리에 등록해 놓으면 프로그램을 아주 간단하게 할 수 있다.

서브프로그램은 메인프로그램에서 다시 호출할 수 있다. 또, 호출된 서브프로그램이 다시 다른 서브프로그램을 호출하는 것도 가능하다.

★ 지령방법

1 개의 Sub Program

```
O□□□□ ;      Sub Program 번호
  :          (ISO 일 때는 O 대신에 Colon(:)도 가능)
  :
M99 ;        Program End
```

M99 는 다음 예와 같이 독립 Block 으로 하지않아도 괜찮습니다.

예 X100.0 Y100.0 M99 ;

[그림 154] 서브프로그램의 구성

```
M98 P○○○○ ○○○○ ;
       ↑         ↑
 반복호출횟수   Sub Program 번호
또는
M98 P○○○○ L□□□□□□□□ ;
       ↑           ↑
 Sub Program 번호   반복호출횟수
```

[그림 155] 서브프로그램의 호출

주) ① 반복지정(P8 자리수)에서 호출할 때 서브프로그램 번호가 4자리수가 안 되는 경우에는 상위 자리수를 0으로 4자리수로 지령한다.

예) P100100 : 서브프로그램번호 100을 10회 호출한다.

P50001 : 서브프로그램번호 1 을 5회 호출한다.

② 반복호출 횟수를 생략하면 반복횟수는 1회가 된다.

③ 반복지정(P8 자리수)에서 호출하는 경우에는 동일 블록 내에 주소(address)을 지령하지 말아야 한다.

예) 서브프로그램

★ M98P51002

"서브프로그램 번호 1002의 서브프로그램을 5회 계속해서 호출해라" 라는 지령이다. M98P_ 를 이동지령과 동일 블록으로 할 수 있다.

★ X100. M98P1200

이 경우 X축의 이동이 종료한 후 서브프로그램 번호 1200의 서브프로그램에서 다시 서브프로그램을 호출하는 경우에는 메인프로그램에서 서브프로그램을 호출하는 경우와 같다.

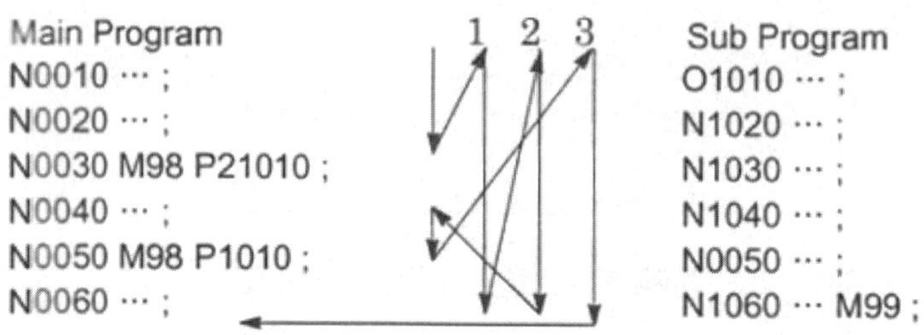

[그림 156] 메인프로그램에서 서브프로그램이 호출되어 실행되는 순서

4-3-8 고정사이클을 이용한 드릴 작업

1. 고정사이클의 개요

드릴용 고정사이클은 일반적으로 사용빈도가 높은 몇 개의 가공동작을 여러 블록으로 지령하지 않고 G코드를 포함한 1개 블록으로 지령하여 프로그램을 간단히 하는 기능이다. 고정사이클의 종류는 G73 ~ G89까지 13종류가 있고 G80기능은 고정사이클을 취소한다.

〈표 20〉 고정사이클의 일람표

G코드	드릴링 동작 (-Z방향)	구멍바닥 위치에서의 동작	도피동작 (+Z방향)	용 도
G73	간헐이송	---	급속이송	고속 Peck 드릴링 사이클
G74	절삭이송	Dwell→주축정회전	절삭이송	역 태핑사이클
G76	절삭이송	주축 Orientation	급속이송	정밀보링사이클
G80	---	---	---	고정사이클 취소
G81	절삭이송	---	급속이송	드릴, Spot드릴사이클
G82	절삭이송	Dwell	급속이송	카운트보링사이클
G83	간헐이송	---	급속이송	Peck드릴링사이클
G84	절삭이송	Dwell→주축역회전	절삭이송	태핑사이클
G85	절삭이송	---	절삭이송	보링사이클
G86	절삭이송	주축정지	급속이송	보링사이믈
G87	절삭이송	주축정회전	급속이송	Back보링사이클
G88	절삭이송	Dwell→주축정지	수 동	보링사이클
G89	절삭이송	Dwell	절삭이송	보링사이클

드릴링용 고정사이클은 그림과 같이 6개 동작 순서로 구성된다.

동작 1 ---- X, Y축의 위치결정
동작 2 ---- R점까지 급속이송
동작 3 ---- 드릴링(구멍절삭)
동작 4 ---- 구멍바닥에서의 동작
동작 5 ---- R점 높이까지 복귀(급속이송)
동작 6 ---- 초기점 높이까지 동작(급속이송)

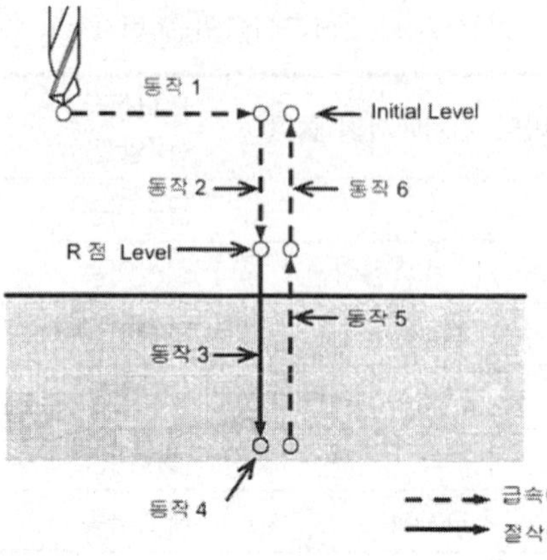

[그림 157] 드릴링용 고정사이클의 동작순서

고정사이클의 위치결정은 X, Y평면상에서, 드릴은 Z축 방향에서 이루어진다. 이 고정사이클의 동작을 규정하는 것에는 다음 3가지가 있다.

(1) 절대(G90)/증분지령(G91)

드릴 축 방향의 이동량은 G90 과 G91의 지령에 따라 아래 그림과 같다.

G90(Absolute 지령)	G91(Incremental 지령)
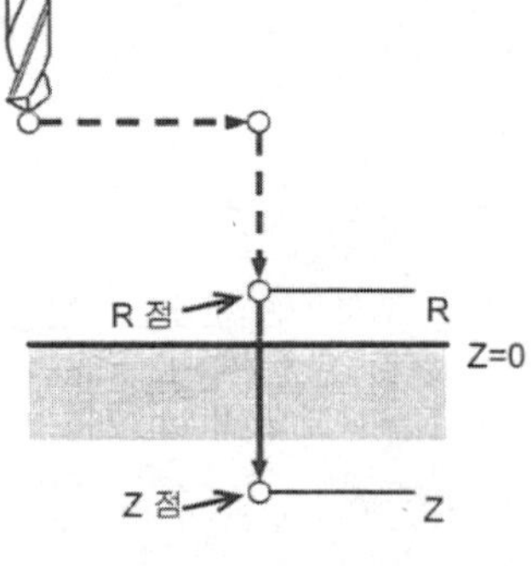	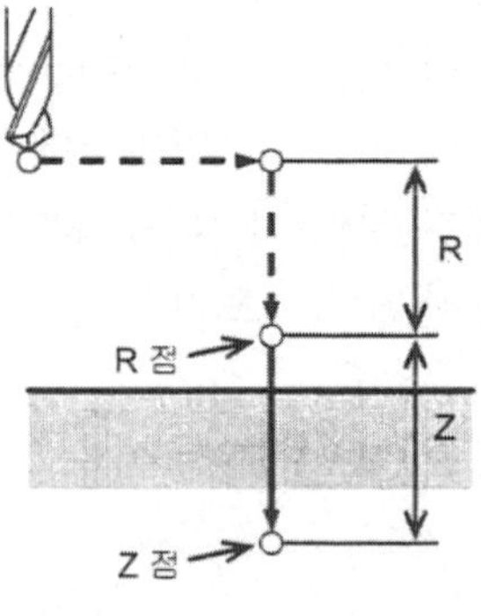

[그림 158] 절대지령과 증분지령

(2) 복귀점 위치

- G98 : 초기점 복귀
- G99 : R점 복귀

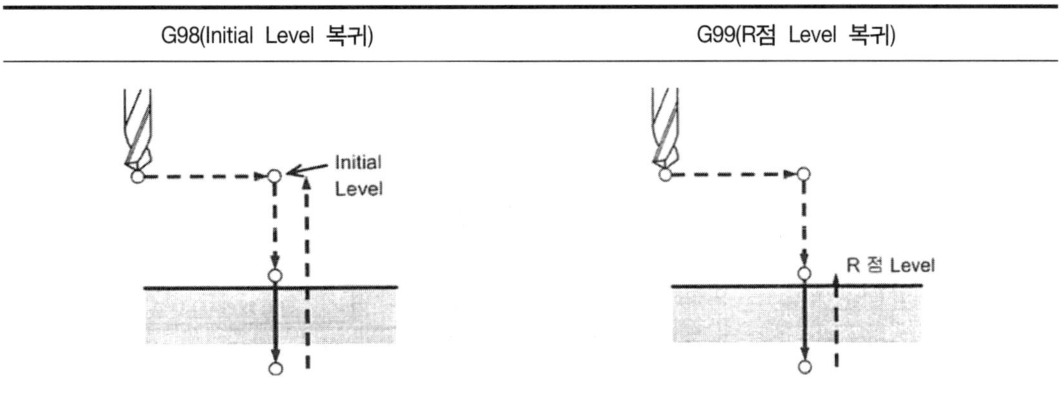

[그림 159] 초기점 복귀와 R점 복귀

구멍바닥에서 공구를 R점 높이까지 복귀할 것인지, 초기점 높이까지 복귀할 것인지를 G98, G99로 구별한다. 등간격 드릴링을 반복하고 싶은 경우 그 횟수를 K_로 지령하며 K는 지령된 블록에서만 유효하다. 최초 구멍위치를 증분지령(G91)로 지령한다. 만약, 절대지령(G90)으로 지령하면 동일 구멍위치에서 반복하여 드릴링을 한다.

(3) 구멍가공 모드

구멍가공 모드는 한번 지령되면 다른 구멍가공 모드가 지령되든가 또는 고정사이클을 취소하는 G코드가 지령될 때까지 변화하지 않으며, 동일 사이클 가공 모드를 연속하여 실행하는 경우에는 매 블록마다 지령할 필요가 없다. 고정사이클을 취소하는 G코드는 G80 및 G01그룹의 G코드로 실행한다.

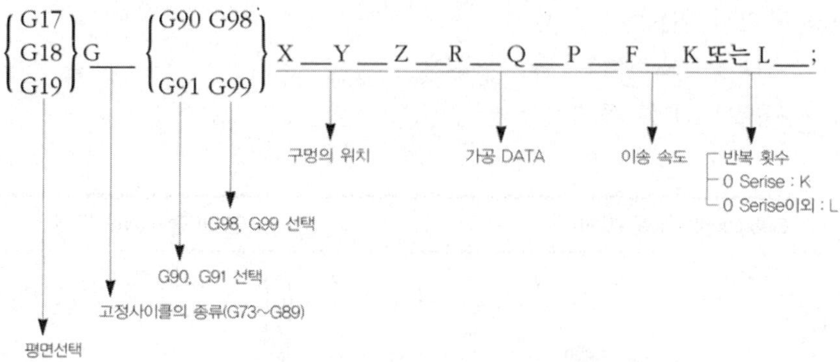

[그림 160] 구멍가공 모드의 예

(가) 구멍가공모드 : 〈표 20〉 고정사이클의 일람표 참조

(나) 구멍 위치 데이터 : 절대지령 또는 증분지령에 의한 구멍의 위치(급속이송)

(다) 구멍가공 데이터

Z : R점에서 구멍바닥까지의 거리를 증분지령 또는 구멍바닥 위치를 절대지령

R : 가공을 시작하는 Z 좌표치(Z축 공작물좌표계 원점에서의 좌표계)

Q : G73, G83코드에서 매회 절입량 또는 G76, G87지령에서 후퇴량 항상 증분 지령

P : 구멍바닥에서 휴지시간

K 또는 L : 반복횟수(0M에서는 K, 0M이외에서는 L로 지정하며, 횟수를 생략할 경우 1로 간주한다. 0을 지령하면 드릴가공 데이터만 기억할 뿐 드릴가공은 수행하지 않는다.

2. 고정사이클의 종류

(1) 고속 Peck드릴링 사이클(G73)

Z방향의 간헐이송으로 깊은 구멍을 절삭할 때 칩 배출이 용이하고 후퇴량을 설정할 수 있으므로 고능률적인 가공을 할 수 있다. d는 파라미터로 설정한다. 매회 이송량 Q는 부호 없이 증분으로 지령한다.

▶ 지령형식

G17		G90 G98	
G18	G73		X_ Y_ Z_ R_ Q_ P_ F_ K 또는 L ;
G19		G91 G99	

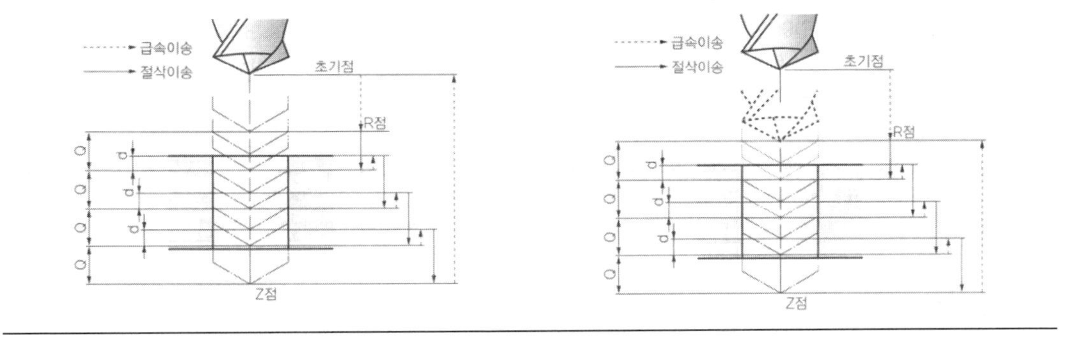

[그림 161] 고속 펙 드릴링사이클 동작

예) G73 고정사이클을 이용한 프로그램

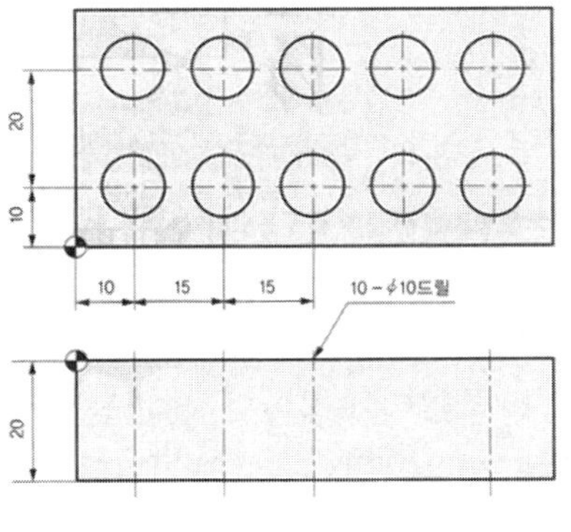

[그림 162] G73 고정사이클 코드

```
%
G30G91Z0.;
T02M06;
G00G90X10.Y10.S800M03;
Z30.G43H02M08;
G73G90G99Z-25.R3.Q2.F126;
G91X15.L4;
    Y20.;
    X-15.L4.;
G80;
G00G90Z150.G49M09;
M05;
M02;
%
```

(2) 역태핑 사이클(G74)

왼나사를 가공하는 기능으로 주축은 먼저 역회전하면서 Z점까지 들어가고, 빠져나올 때는 정회전 한다. G74동작 중에는 이송속도 오버라이드(override)는 무시되고, 이송정지(feed hold)를 ON해도 복귀동작이 완료될 때까지 정지하지 않는다.

▶ 지령형식

G17 G18 G19	G74	G90 G98 G91 G99	X_ Y_ Z_ R_ F_ ;

G74 G98(초기점 복귀) G74 G99(R점 복귀)

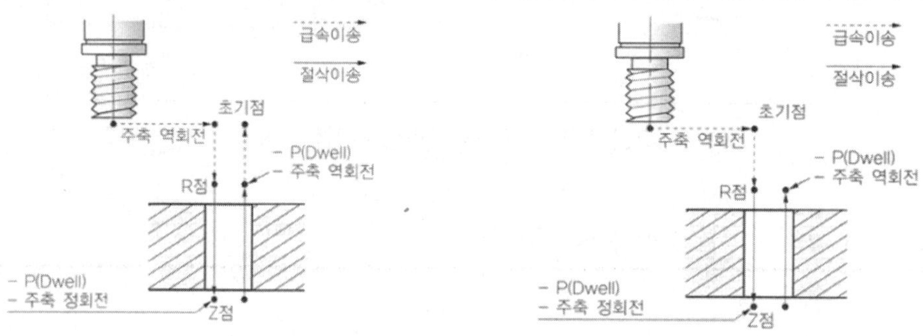

[그림 163] 역 태핑사이클 동작

(3) 정밀보링사이클(G76)

보링작업을 할 때 구멍바닥에서 정위치에 정지시키고 , 공구를 인선과 반대방향으로 Q에 지정된 값으로 도피(shift)시켜, 가공면에 손상없이 R점이나 초기점으로 빼내므로 고정도 및 고능률적인 가공을 할 수 있다. Q를 생략하면 도피하지 않는다.

▶ 지령형식

G17 G18 G19	G76	G90 G98 G91 G99	X_ Y_ Z_ R_ Q_ F_ ;

G76 G98(초기점 복귀) | G76 G99(R점 복귀)

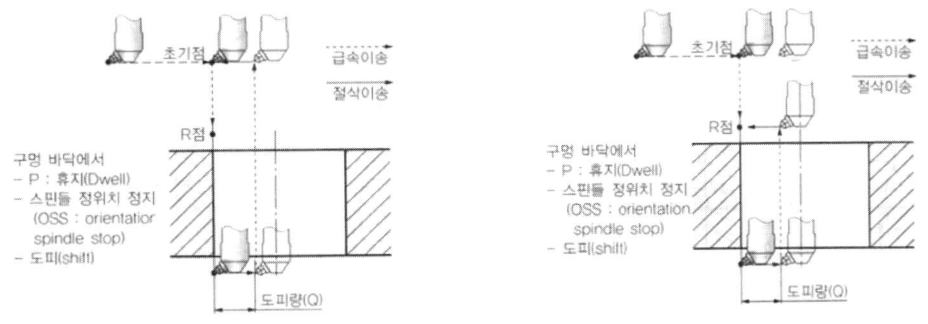

[그림 164] 정밀 보링사이클 동작

(4) 고정사이클 취소(G80)

이 지령은 고정사이클을 취소하고 다음 블록부터 정상적인 동작을 하게 된다. 이 경우 R점과 Z점 및 기타 구멍가공 데이터는 모두 취소된다.

(5) 드릴링, 스폿드릴링 사이클(G81)

일반 드릴링 사이클로서 스폿(spot)드릴링에 사용한다.

▶ 지령형식

G17 G18 G19	G81	G90 G98 G91 G99	X_ Y_ Z_ R_ F_ ;

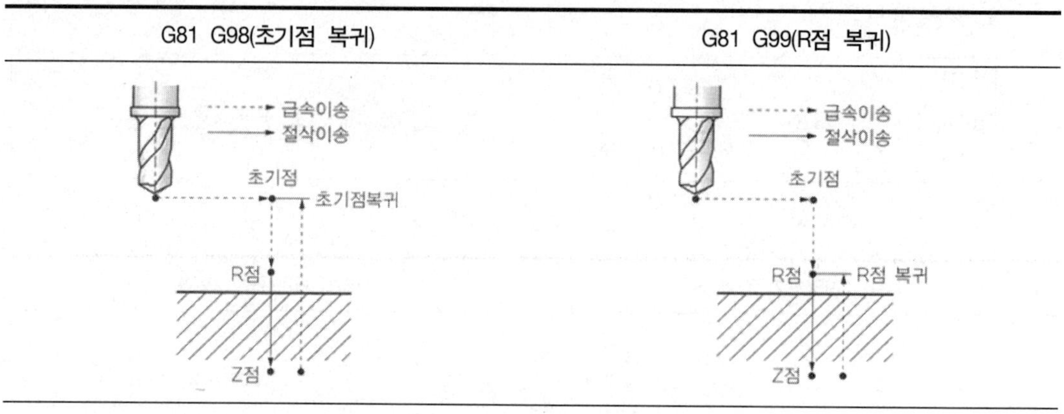

[그림 165] 드릴링, 스폿드릴링 사이클 동작

(6) 드릴링, 카운터 보링사이클(G82)

G81과 기능이 같지만 구멍바닥에서 휴지한 후 복귀되므로 구멍의 정밀도가 향상된다.

▶ 지령형식

G17 G18 G19	G82	G90 G98 G91 G99	X_ Y_ Z_ P_ R_ F_ ;

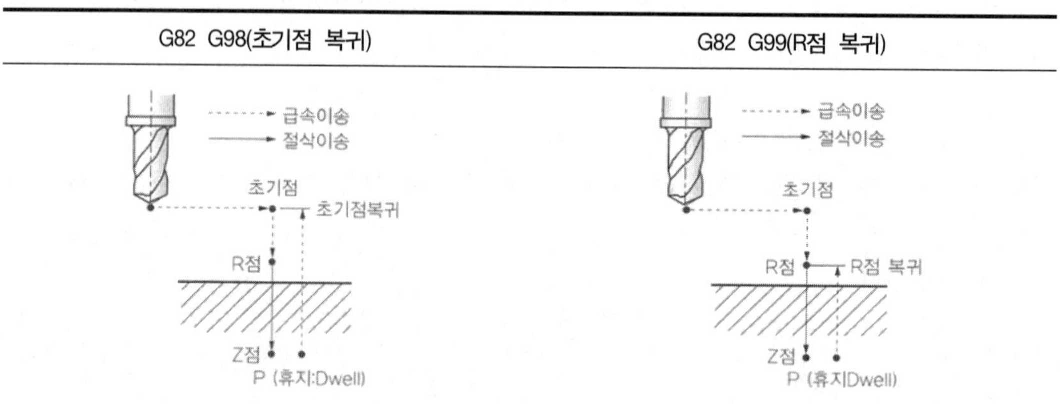

[그림 166] 드릴링, 카운터 보링사이클 동작

(7) 펙(peck) 드릴링 사이클(G83)

절입 후 매번 R점까지 복귀하여 다시 절삭지점으로 급속이송한 후 다음 가공을 하기 때문에 칩 배출이 용이하여 깊은 구멍가공에 적합하다. d파라미터로 설정하며 Q는 " + " 값으로 지령한다.

▶ 지령형식

G17		G90 G98	
G18	G83		X_ Y_ Z_ Q_ R_ F_ ;
G19		G91 G99	

G83 G98(초기점 복귀)	G83 G99(R점 복귀)
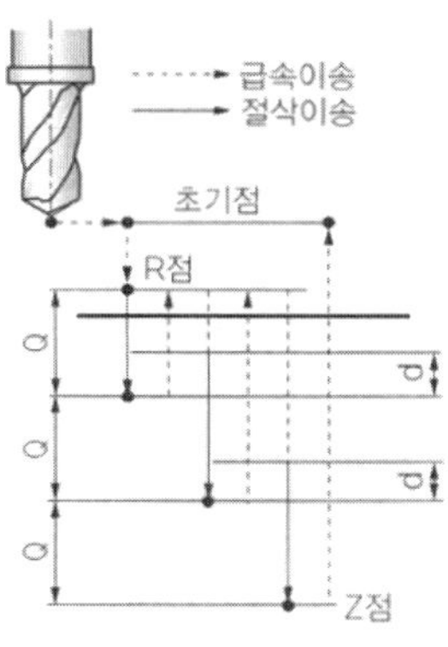	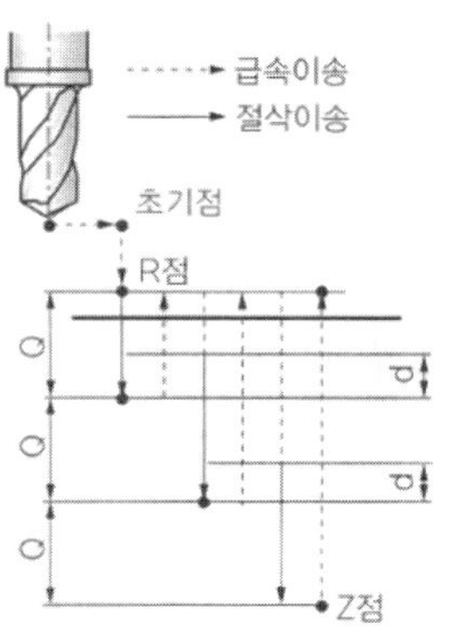

[그림 167] 펙(peck) 드릴링 사이클 동작

(8) 태핑 사이클(G84)

구멍바닥에서 주축이 역회전하여 태핑사이클을 수행한다.

▶ 지령형식

G17 G18 G19	G84	G90 G98 G91 G99	X_ Y_ Z_ R_ F_ ;

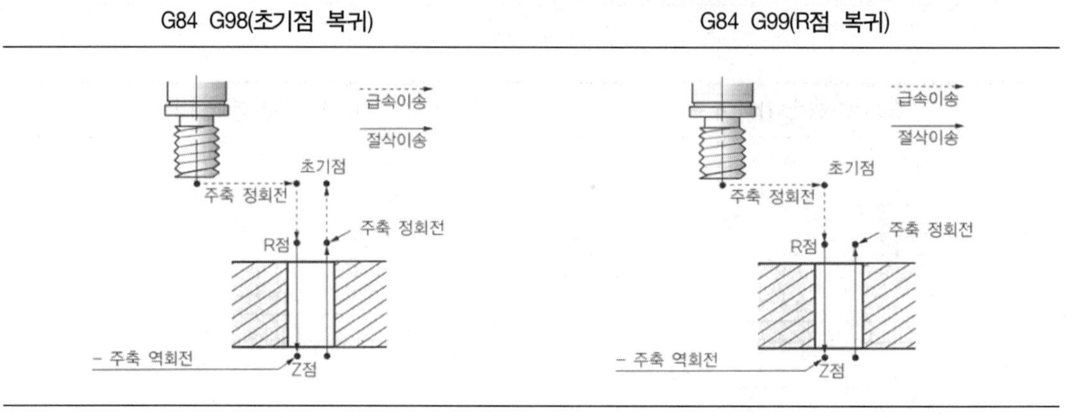

[그림 168] 태핑 사이클 동작

(9) 보링사이클(G85)

일반적으로 보링기능과 달리 절입할 때와 복귀할 때 절삭가공으로 동작한다. 보통 리머(reamer)가공 기능으로 많이 사용한다.

▶ 지령형식

G17 G18 G19	G85	G90 G98 G91 G99	X_ Y_ Z_ R_ F_ ;

G85 G98(초기점 복귀)	G85 G99(R점 복귀)

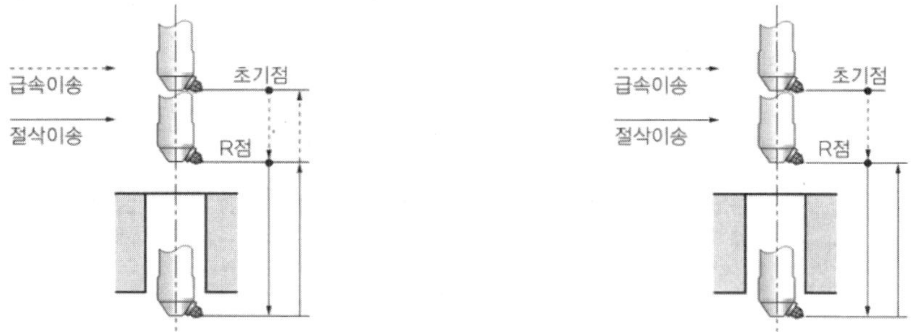

[그림 169] 보링사이클 동작

(10) 보링사이클(G86)

지령방법은 G85와 동일하고 사이클의 동작도 같지만, 공구가 구멍의 바닥에서 빠져 나올 때 주축정지(M05) 후 급속으로 복귀하는 기능으로 황삭보링 기능으로 사용한다.

▶ 지령형식

G17 G18 G19	G86	G90 G98 G91 G99	X_ Y_ Z_ R_ F_ ;

G86 G98(초기점 복귀)	G86 G99(R점 복귀)

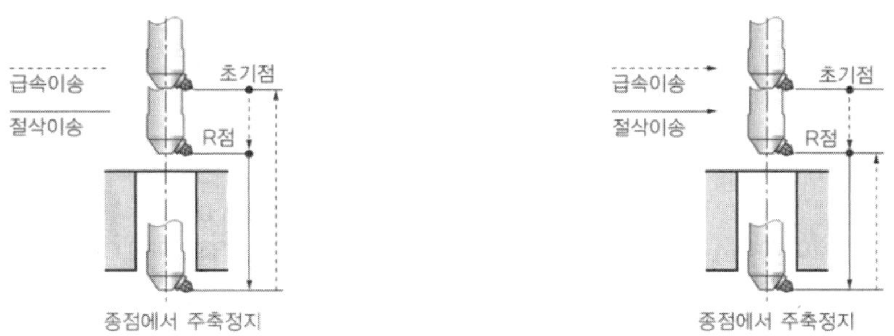

[그림 170] 보링사이클 동작

(11) 백(back)보링사이클(G87)

X, Y축 방향으로 위치결정 후 정회전 위치에 주축이 정지하고 인선과 역방향으로 이동(shift)한 후 급속이송으로 구멍바닥(R점)에 위치 결정한다. 이 위치에서 인선방향으로 shift하여 주축 정회전 동작을 실행하고 z축 정방향 Z점까지 가공한다.

이 위치에서 다시 정회전 위치에 주축을 정지시킨 후 인선과 역방향으로 shift하여 초기점 높이에 복귀 후 인선방향으로 이동하여 주축 정회전을 실행하고 다음 블록으로 동작을 실행한다.

▶ 지령형식

G17 G18 G19	G87	G90 G98 G91 G99	X_ Y_ Z_ R_ Q_ P_ F_ ;

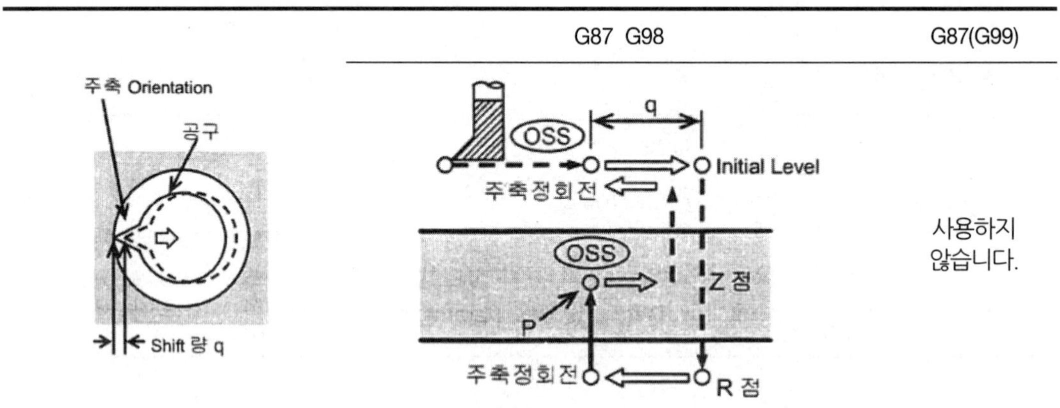

[그림 171] 백 보링사이클 동작

(12) 보링사이클(G88)

이 지령은 구멍바닥에서 일정시간 휴지(dwell)한 후 주축이 정지한다. Z점에서 R점까지 수동으로 공구를 빼내면, 초기점으로 급속이송하며 주축이 정지된다.

▶ 지령형식

G17		G90 G98	
G18	G88		X_ Y_ Z_ R_ P_ F_ ;
G19		G91 G99	

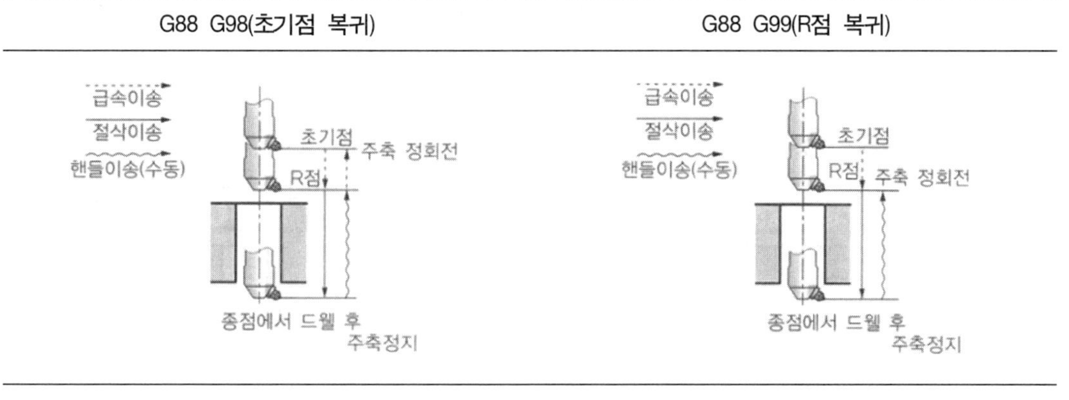

[그림 172] 보링사이클 동작

(13) 보링사이클(G89)

이 지령은 G85의 기능과 동일하나, 구멍의 바닥에서 일정시간을 휴지(dwell)한다.

▶ 지령형식

G17		G90 G98	
G18	G89		X_ Y_ Z_ R_ P_ F_ ;
G19		G91 G99	

G89 G98(초기점 복귀)	G88 G99(R점 복귀)

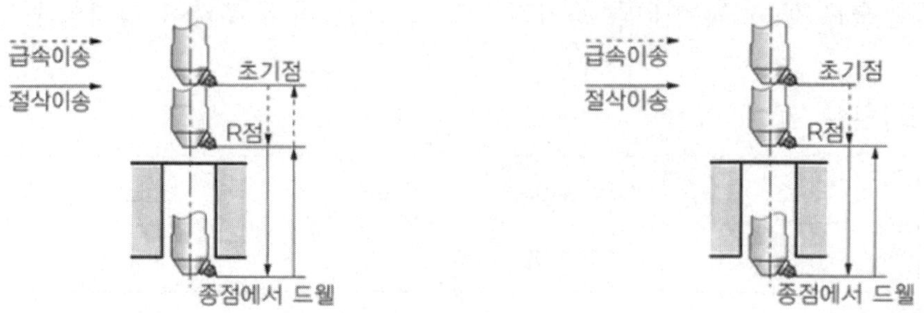

[그림 173] 보링사이클 동작

★ 탭 작업시 드릴선택 과 이송속도

▶ 드릴 선택 : 드릴의 크기는 나사의 호징지름에서 피치를 뺀 치수의 드릴 선택
(예, M10×1.5인 경우의 드릴 지름 : 10 - 1.5 = 8.5드릴 선택)

▶ 태핑 이송속도

이송속도(F)는 주축회전수(N)과 나사의 피치(P)를 곱한 값

즉, F = N × P(mm/min)

(예, 주축회전수(S) 500rpm, 나사피치 : 1.5 인 경우

F = 500 × 1.5 = 750(mm/min))

예) 센터(G81), 드릴링(G73) 탭(G84)작업 프로그램

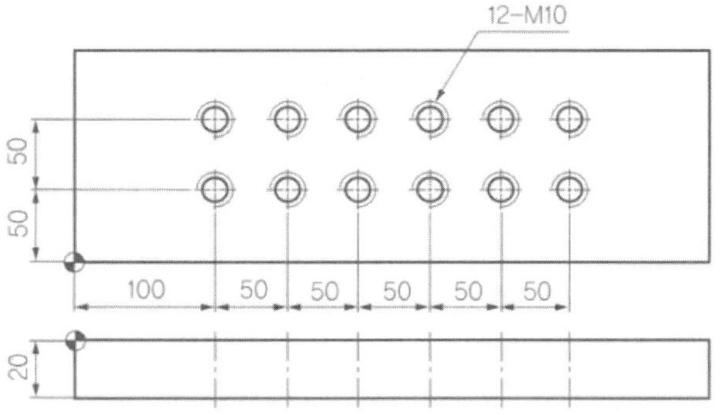

[그림 174] 드릴링 작업

```
O1234
(센터드릴 : T02, H02)
%
G92G90X0.Y0.Z200.;
G30G91Z0.;
T02M06;
S1200M03;
G00G90X100.Y50.;
    Z25.G43H02M08;
G81G90G99Z-6.R3.F70;
    G91X50.L5;
        Y50.;
        X-50.L5;
G80M09;
G00G90G49Z200.;

(Φ8.5드릴 : T03, H03)
G30G91Z0.;
T03M06;
S500M03;
G00G90X100.Y50.;
    Z50.G43H03M08;
G73G90G99Z-25.R3.Q3.F600;
    G91X50.L5;
        Y50.;
        X-50.L5;
G80M09;
G00G90G49Z200.;

(M10탭 작업 : T04, H04)
G30G91Z0.;
T04M06;
S500M03;
G00G90X100.Y50.;
    Z50.G43H02M08;
G84G90G99Z-25.R5.F750;
    G91X50.L5;
        Y50.;
        X-50.L5;
G80M09;
G00G90G49Z200.;
M05;
M02
```

4-3-9 기타 옵션(Option)기능

프로그램을 간단하게 작성할 수 있는 기능으로 반드시 기계 구입 전에 기능을 추가 할 것인지를 결정해야 한다. 옵션 결정의 첫째 조건은 다품종 소량생산을 하는지 소품종 다량생산을 하는지를 생각해야 한다.

(1) 극좌표 지령(G16)과 취소(G15)

원주상에 있는 좌표점을 삼각함수를 이용하여 수동으로 계산하는 번거러움을 원호의 반경과 각도를 지령하여 자동으로 원주상의 좌표를 계산하게 하는 기능이다. 극좌표 지령은 좌표점 계산이 가능하므로 고정사이클등과 같이 지령하여야 한다.

▶ 지령방법

G15 ;	--- 극좌표지령 취소	
G17 G18 G19	G16	X_ Y_ ;

X : 극좌표 지령의 원호 반경

Y : 각도지령(극좌표 위치 각도를 지령한다. 각도의 기준은 3시 방향이 0° 이고, 반시계 방향이 " + " 시계방향이 " - " 값이다)
예) 30도의 경우 Y30. 으로 입력한다.(소수점 입력)

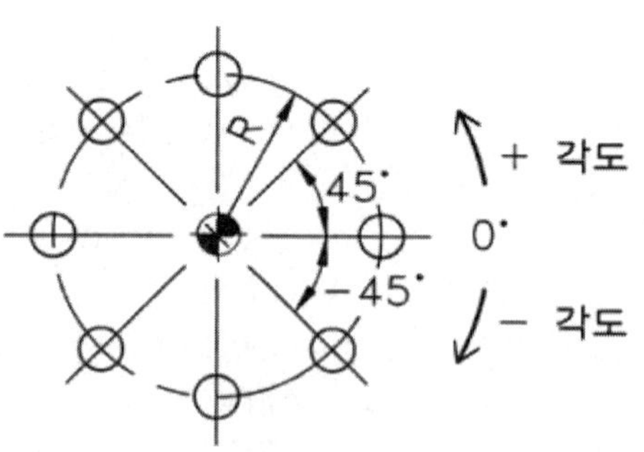

[그림 175] 극좌표 지령의 원호 반경과 각도

〈표 21〉 극좌표 지령과 평면선택 기능

G-코드	원호 반경	각도
G17평면	X	Y
G18평면	Z	X
G19평면	Y	Z

예1) 극좌표 지령 프로그램

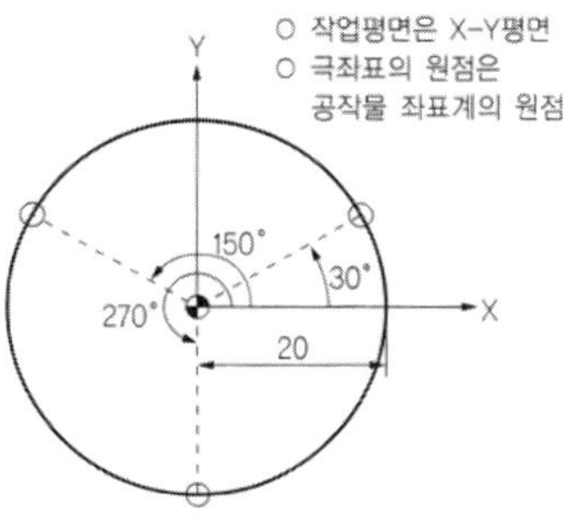

[그림 176] 극좌표 지령

1) 반경과 각도가 절대지령인 경우

```
G17G16; - 극좌표 지령(G16)
G81G90X20.Y30.Z-20.R5.F100;
          Y150.;
          Y270.;
G15G80; - 극좌표지령 취소
```

2) 반경은 절대지령, 각도는 증분지령인 경우

```
G17G16;
G81G90X20.Y30.Z-20.R5.F100;
     G91Y120.;
          Y120.;
G15G80; - 극좌표지령 취소
```

예2) 극좌표 지령 프로그램

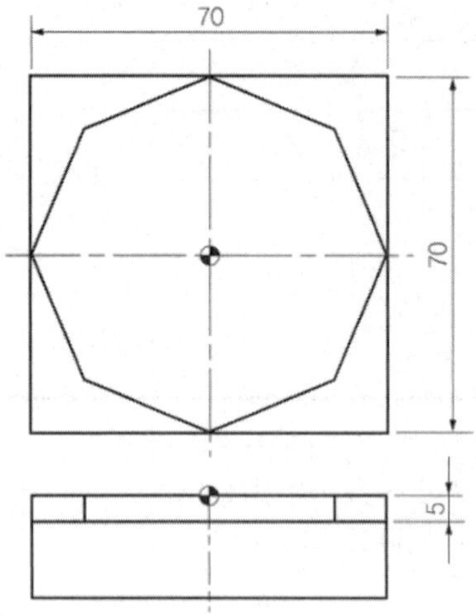

[그림 177] 극좌표지령

```
O1234
G40G49G80;
G54G00G90X0.Y0.Z100.S550M03;
          Z5.M08;
G17G16;
G00X50.;
G00X35.G41D01;
G01Z-5.F100;
   G90Y-45.;
       Y-45.;
       Y-45.;
       Y-45.;     또는 G91Y-15.L8;
       Y-45.;
       Y-45.;
       Y-45.;
       Y-45.;
G00Z150.M09;
G15G40M05;
M02;
```

(2) 스케일링(Scaling)기능(G50, G51)

프로그램의 형상을 축소, 확대할 수 있다. 각 축에 같은 배율을 적용하는 스케일링과 축마다 다른 배율을 적용하는 축별 스케일링이 있다. 배율은 프로그램으로 지령할 수 있다. 배율을 프로그램으로 지령하지 않으면 파라미터로 설정된 배율이 된다.

▶ **지령방법**

G50 ;	--- 스케일링 지령 취소	
G51	X_ Y_ Z_	P_ ; I_ J_ K_ ;

- X, Y, Z : 스케일링 지령의 중심좌표를 절대지령으로 한다.(X,Y,Z 지령을 생략한 경우 G51을 지령한 지점이 스케일링 중심이 된다.)
- P : 스케일링의 배율지령(3배 확대지령 P=3000, 0.5배 축소지령 P=500)으로 지령한다. P를 생략한 경우 파라미터에 설정된 값으로 된다.)
- I, J, K : 각 축 스케일링 배율지령(I=X축, J=Y축, K=Z축 배율을 지령한다.)

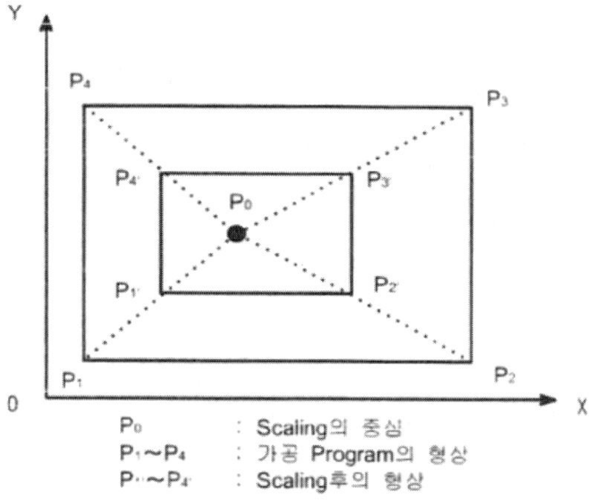

[그림 178] 스케일링

주) ① G51 블록은 단독으로 지령하고, 스케일링 종료 후 반드시 G50으로 취소한다.

② G51 블록 다음의 이동지령에서는 절대지령(G90) 위치지령으로 한다.

③ G51 블록이후 절대지령 위치를 한번도 실행하지 않으면 G51지령을 했을 때의 위치가 스케일링 중심이 된다. 한번 절대지령 위치지령을 실행하면 그 블록 이후에서는 스케일링 중심은 G51 블록에서 지령한 좌표가 된다.

예) 스케일링 프로그램

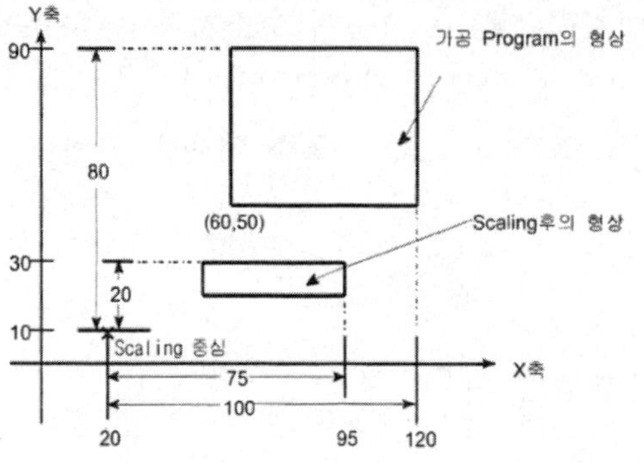

[그림 179] 스케일링

```
O1234
G51X20.Y10.I750J250;(X방향 0.75배, Y방향으로 0.25배)
G00G90X60.Y50.;
G01X120.F100;
G01Y90;
    X60.;
    Y50.;
G50;
M30;
```

(3) 좌표회전(Rotate)기능(G68)과 취소(G69)

평면선택 기능에 따라 기준 두 축의 좌표를 회전시킬 수 있다. 이 기능을 사용한 예로 취부한 공작물이 기계좌표에 대해 회전한 위치에 있을 경우 회전지령으로 보정할 수 있다. 또, 1개의 형상을 회전한 형상이 있을 경우 그 형상의 프로그램을 서브프로그램으로 회전 시키고 호출하여 프로그램 작성 시간 및 길이를 단축할 수 있다.

▶ 지령방법

	G69 ; --- 스케일링 지령 취소		
G17 G18 G19	G68	α _ β _	R_ ;

- α, β : 좌표회전의 중심좌표
  (현재 지정된 평면 선택지령과 일치하는 X,Y,Z중 2축의 절대지령)

G-코드	α	β
G17평면	X	Y
G18평면	Z	X
G19평면	Y	Z

- R : 좌표회전 각도지령(극좌표 지령의 각도지령 방법과 같다.)

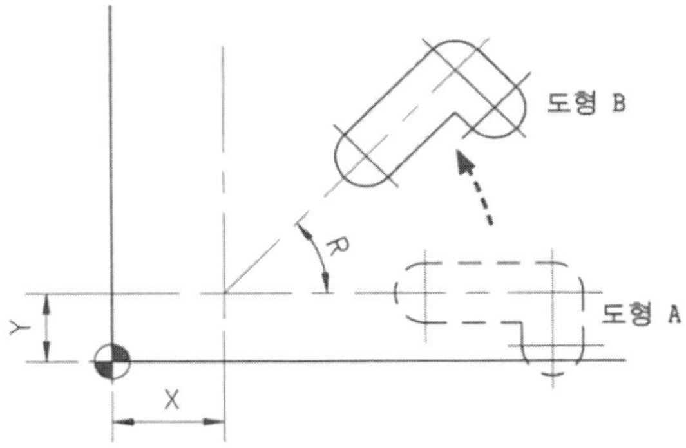

[그림 180] 평면에서의 좌표회전 기능

주) ① α, β를 생략하면 현재 위치가 회전 중심이 된다.
② 회전각도 R을 생략하면 파라미터에 설정된 값으로 된다.

예) 좌표회전 프로그램

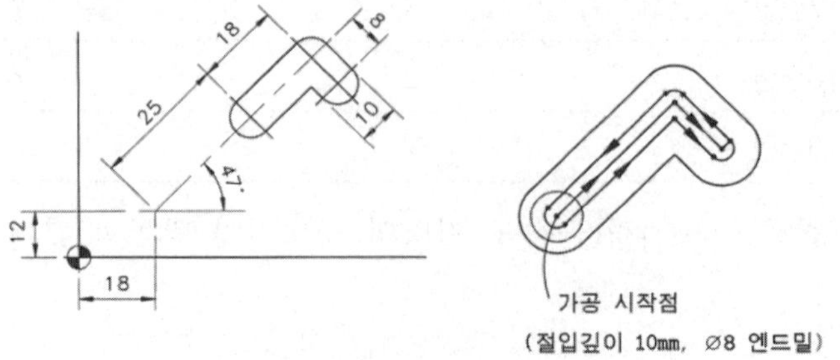

[그림 181] 좌표회전

```
↓
↓
G30G90Z0.;
T01M06;
G43Z20.H01S900M03;
G68X18.Y12.R47.;
X25.Y0.;
Z2.M08;
G01Z-10.F30.;
X43.Y0.F92;
X43.Y-8.;
G41X48.Y-8.D01;
X48.Y0.;
G03X43.Y5.R5.;
G01X25.Y5.;
G03X25.Y-5.R5.;
G01X38.Y-5.;
X38.Y-8.;
G03X48.Y-8.R5.;
G40G01X43.Y-8.;
G00Z20.M09;
G69;
G49Z400.M19;
↓
```

(4) 미러 이미지(Mirror image)기능(G51)과 취소(G50)

같은 형상이 X, Y, 또는 Z축과 대칭으로 가공형상이 있는 경우 원본형상 하나만 프로그램을 작성하고 미러이미지 기능을 지령하여 임의의 축과 대칭인 형상을 가공한다. 스케일링 기능과 같이 지령하여 확대 축소하면서 대칭형상을 쉽게 가공할 수 있다.

▶ 지령방법

G50 ;	--- 스케일링 지령 취소
G51	X_ Y_ Z_ I_ J_ K_ ;

- X, Y, Z : 미러이미지 지령의 중심좌표
- I, J, K : 미러이미지 선택축과 각 축 스케일링 배율 지령
(I=X축, J=Y축, K=Z축과 같이 미러 이미지 축을 선택하고 스케일링 배율지령)

주) ① I 사분면 형상의 프로그램을 II사분면에서 절삭가공하기 위하여 " I- J+ " 부호가 적용된다.
② 미러 이미지와 스케일링의 구분은 I, J, K 어드레스에 " - " 부호가 있는 경우 미러 이미지 기능이 되고, " - " 부호가 없을 경우 스케일링 기능이 된다.

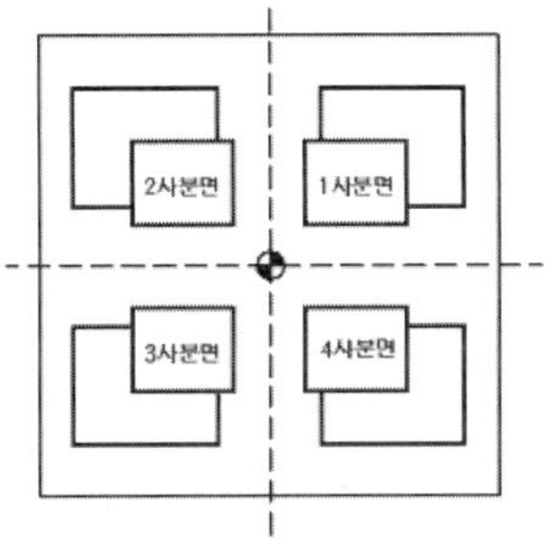

[그림 182] 미러 이미지

※ X, Y 평면의 선택

사분면	I, J의 부호
I	I+ J+
II	I- J+
III	I- J-
IV	I+ J-

실습도면1

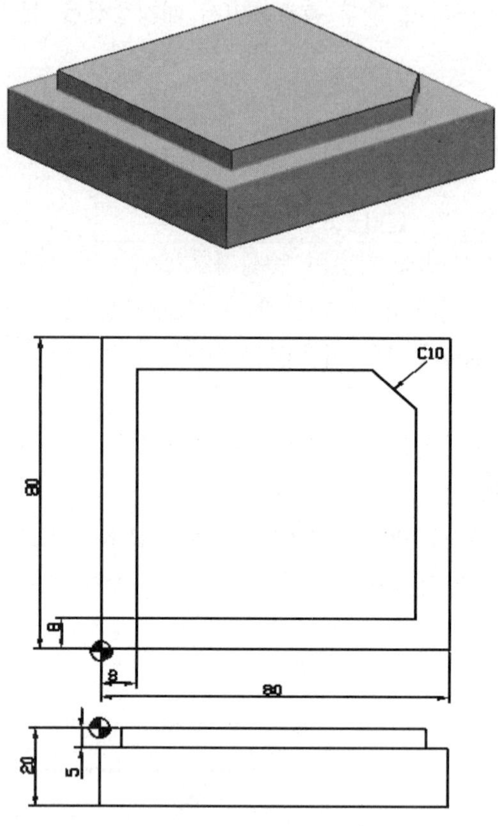

소재치수	재 질	절 삭 조 건				보정번호	
		사용공구	공구번호	주축회전수 (rpm)	이송속도 (mm/min)	길이	공구경
20×80×80	SM20C	ϕ12-2날엔드밀	T01	900	90	H01	D01

Worksheet

No.	G Code 작성란
01	
02	
03	
04	
05	
06	
07	
08	
09	
10	
11	
12	
13	
14	
15	
16	
17	
18	
19	
20	
21	
22	
23	
24	
25	
26	
27	
28	
29	
30	

실습도면2

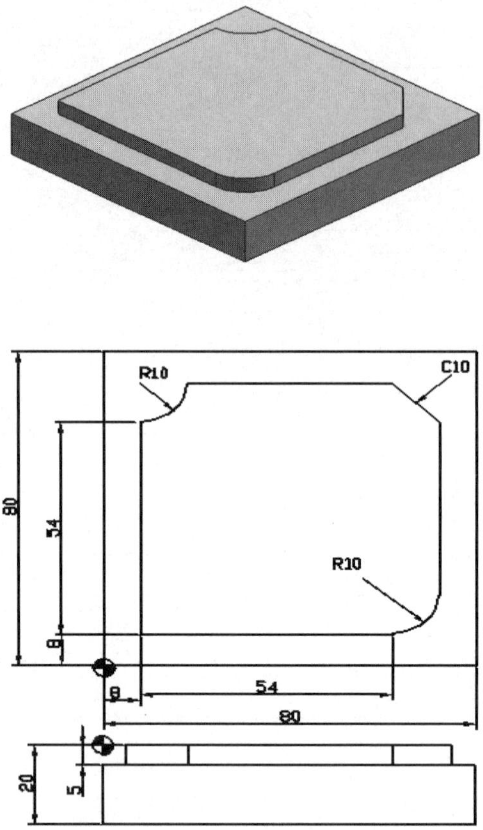

소재치수	재 질	절 삭 조 건				보정번호	
		사용공구	공구번호	주축회전수 (rpm)	이송속도 (mm/min)	길이	공구경
20×80×80	SM20C	ϕ12-2날엔드밀	T01	900	90	H01	D01

Worksheet

No.	G Code 작성란
01	
02	
03	
04	
05	
06	
07	
08	
09	
10	
11	
12	
13	
14	
15	
16	
17	
18	
19	
20	
21	
22	
23	
24	
25	
26	
27	
28	
29	
30	

실습도면3

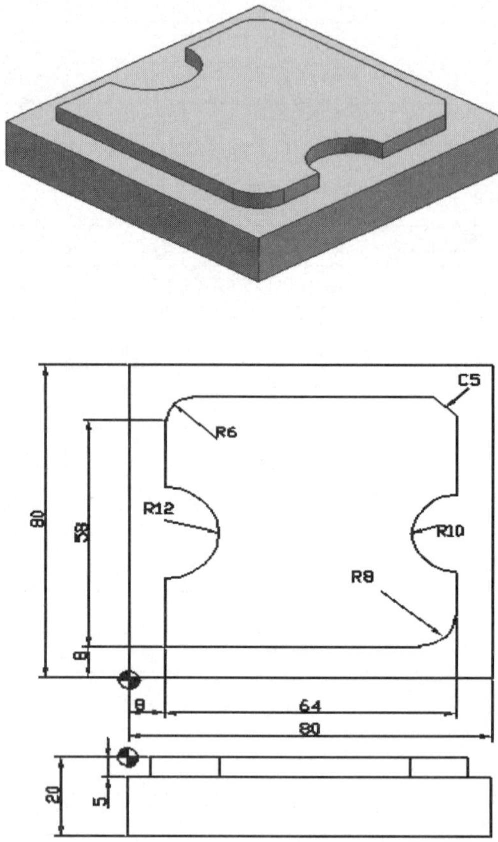

소재치수	재 질	절 삭 조 건				보정번호	
		사용공구	공구번호	주축회전수 (rpm)	이송속도 (mm/min)	길이	공구경
20×80×80	SM20C	ϕ12-2날엔드밀	T01	900	90	H01	D01

Worksheet

No.	G Code 작성란
01	
02	
03	
04	
05	
06	
07	
08	
09	
10	
11	
12	
13	
14	
15	
16	
17	
18	
19	
20	
21	
22	
23	
24	
25	
26	
27	
28	
29	
30	

실습도면4

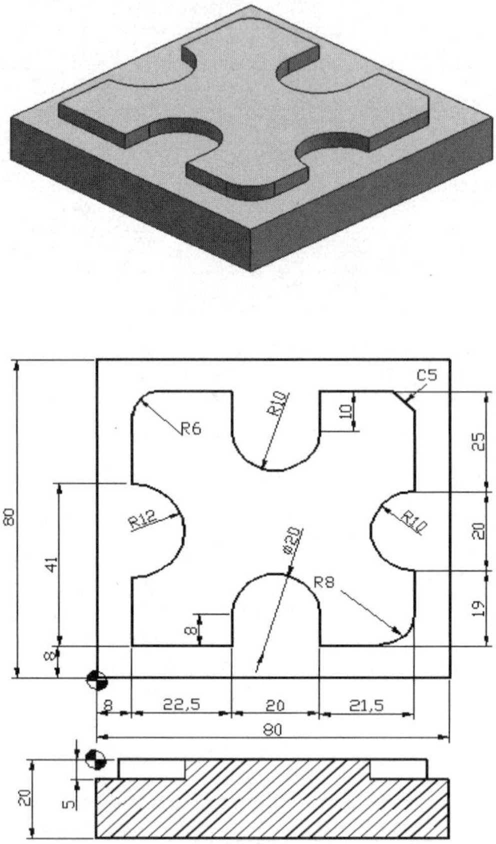

소재치수	재 질	절 삭 조 건				보정번호	
		사용공구	공구번호	주축회전수 (rpm)	이송속도 (mm/min)	길이	공구경
20×80×80	SM20C	ϕ12-2날엔드밀	T01	900	90	H01	D01

Worksheet

No.	G Code 작성란
01	
02	
03	
04	
05	
06	
07	
08	
09	
10	
11	
12	
13	
14	
15	
16	
17	
18	
19	
20	
21	
22	
23	
24	
25	
26	
27	
28	
29	
30	

실습도면5

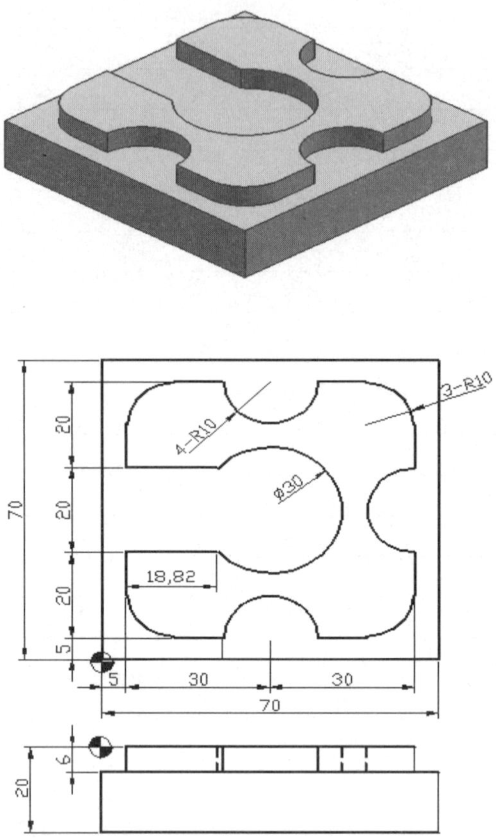

소재치수	재 질	절 삭 조 건				보정번호	
		사용공구	공구번호	주축회전수 (rpm)	이송속도 (mm/min)	길이	공구경
20×70×70	SM20C	ϕ16-2날엔드밀	T01	1000	1000	H01	D01

Worksheet

No.	G Code 작성란
01	
02	
03	
04	
05	
06	
07	
08	
09	
10	
11	
12	
13	
14	
15	
16	
17	
18	
19	
20	
21	
22	
23	
24	
25	
26	
27	
28	
29	
30	

실습도면6

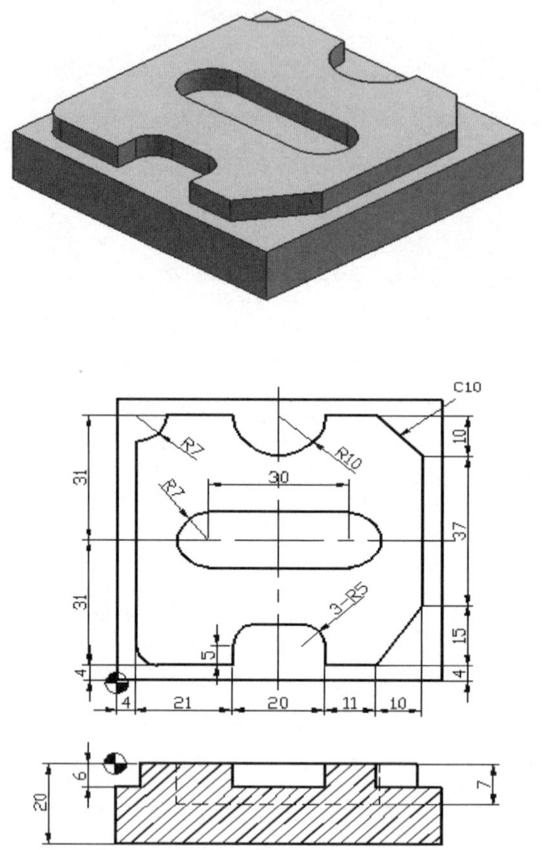

소재치수	재 질	절 삭 조 건				보정번호	
		사용공구	공구번호	주축회전수 (rpm)	이송속도 (mm/min)	길이	공구경
20×70×70	SM20C	ϕ10-2날엔드밀	T01	1000	90	H01	D01

Worksheet

No.	G Code 작성란
01	
02	
03	
04	
05	
06	
07	
08	
09	
10	
11	
12	
13	
14	
15	
16	
17	
18	
19	
20	
21	
22	
23	
24	
25	
26	
27	
28	
29	
30	

실습도면7

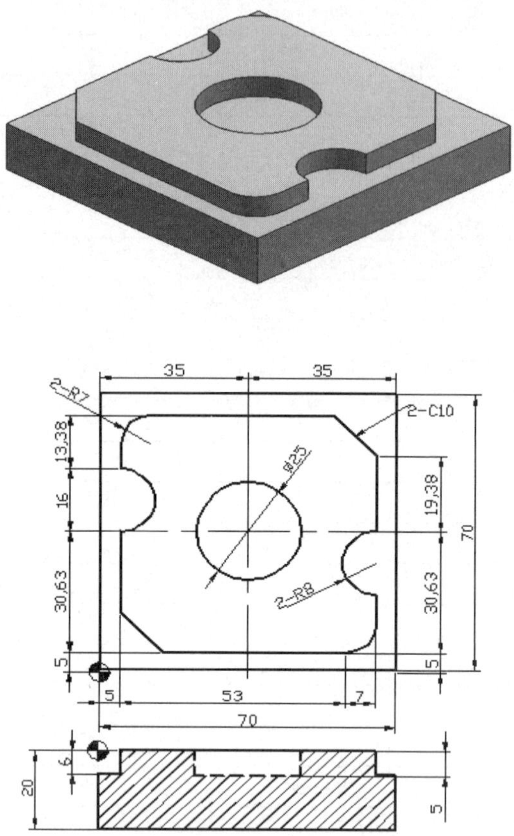

소재치수	재 질	절 삭 조 건				보정번호	
		사용공구	공구번호	주축회전수 (rpm)	이송속도 (mm/min)	길이	공구경
20×70×70	SM20C	ϕ10-2날엔드밀	T01	1000	100	H01	D01

Worksheet

No.	G Code 작성란
01	
02	
03	
04	
05	
06	
07	
08	
09	
10	
11	
12	
13	
14	
15	
16	
17	
18	
19	
20	
21	
22	
23	
24	
25	
26	
27	
28	
29	
30	

실습도면8

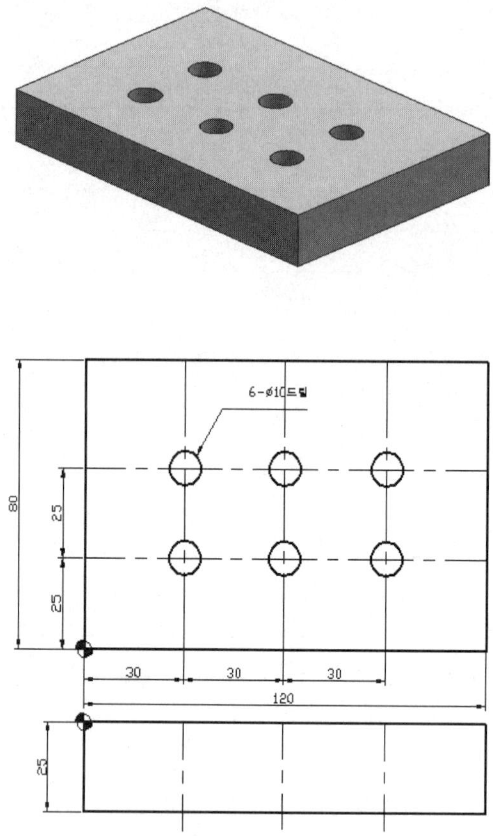

소재치수	재 질	절 삭 조 건				보정번호	
		사용공구	공구번호	주축회전수 (rpm)	이송속도 (mm/min)	길이	공구경
20×120×80	SM20C	φ4 센터드릴	T01	2000	120	H01	-
		φ10 드릴	T02	800	125	H02	

Worksheet

No.	G Code 작성란
01	
02	
03	
04	
05	
06	
07	
08	
09	
10	
11	
12	
13	
14	
15	
16	
17	
18	
19	
20	
21	
22	
23	
24	
25	
26	
27	
28	
29	
30	

실습도면9

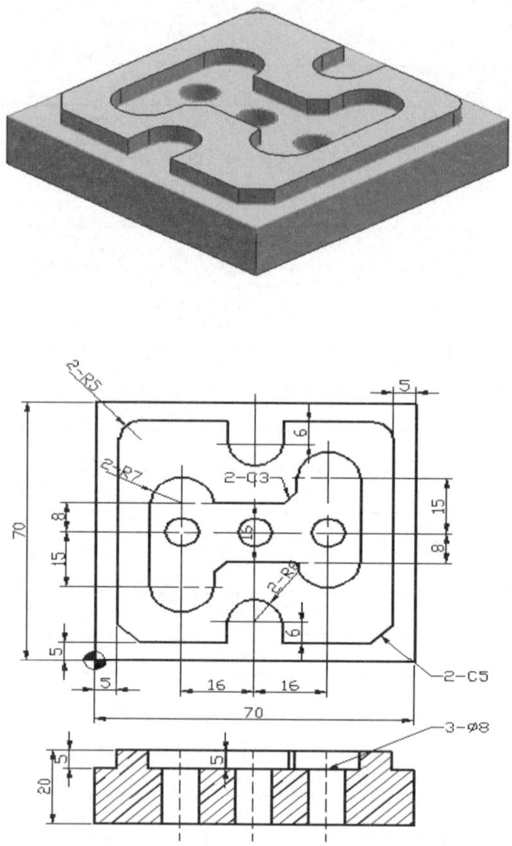

소재치수	재 질	절 삭 조 건				보정번호	
		사용공구	공구번호	주축회전수 (rpm)	이송속도 (mm/min)	길이	공구경
20×70×70	SM20C	ϕ4 센터드릴	T01	2000	100	H01	-
		ϕ8 드릴	T02	1000	100	H02	-
		ϕ12-2날 엔드밀	T03	900	80	H03	D03

Worksheet

No.	G Code 작성란
01	
02	
03	
04	
05	
06	
07	
08	
09	
10	
11	
12	
13	
14	
15	
16	
17	
18	
19	
20	
21	
22	
23	
24	
25	
26	
27	
28	
29	
30	

실습도면10

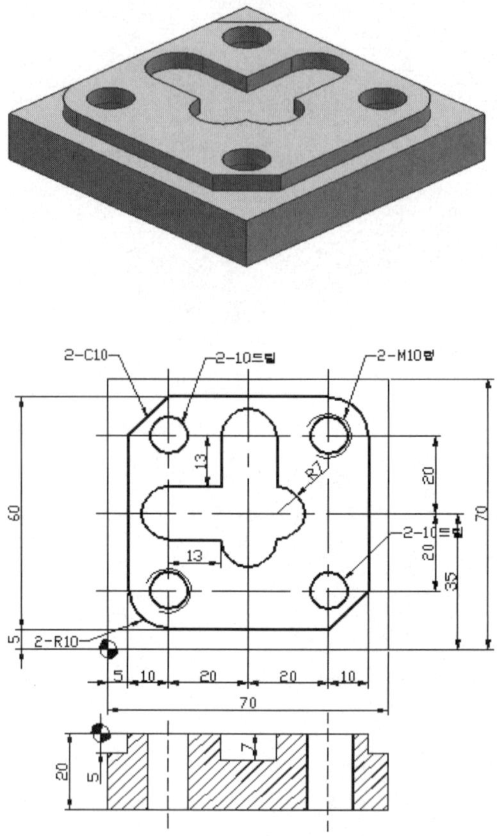

소재치수	재 질	절 삭 조 건				보정번호	
		사용공구	공구번호	주축회전수 (rpm)	이송속도 (mm/min)	길이	공구경
20×70×70	SM20C	ϕ4 센터드릴	T01	2000	100	H01	-
		ϕ8 드릴	T02	1000	100	H02	-
		M10×1.5 탭	T03	380	570	H03	
		ϕ12-2날 엔드밀	T04	900	80	H04	D04

Worksheet

No.	G Code 작성란
01	
02	
03	
04	
05	
06	
07	
08	
09	
10	
11	
12	
13	
14	
15	
16	
17	
18	
19	
20	
21	
22	
23	
24	
25	
26	
27	
28	
29	
30	

05
CNC 자동화 시스템

5-1 Flashcut 소개

본 장에서는 작성된 CNC 코드를 간단하게 테스트 해볼 수 있는 소프트웨어로서 "FLAHSCUT CNC사" 의 Flashcut을 본 장에서 소개한다. 우선 Flashcut demo 소프트웨어를 www.flashcutcnc.com 홈페이지에서 다운을 받아서 PC에 설치를 한다. Flashcut 소프트웨어 풀 버전은 [그림 183]에서와 같이 하드웨어로 연동해서 구성 할 수 있으나, 본 장에서는 off line에서 G-code를 검증 할 수 있는 부분으로 제한해서 설명하기로 한다.

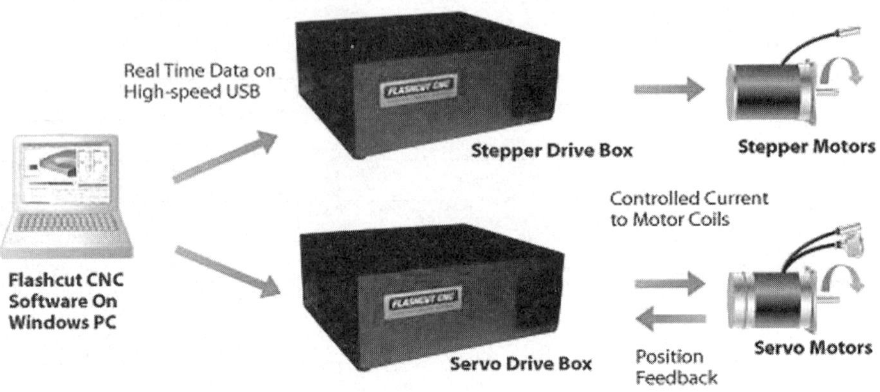

[그림 183] Flashcut을 이용한 시스템 구성의 예

5-2 실행화면

프로그램을 초기 기동하게 되면 [그림 184]에서 보여진 바와 같이 다양한 영역의 화면이 구성이 되게 된다. 각각의 영역에 대한 설명은 다음과 같다.

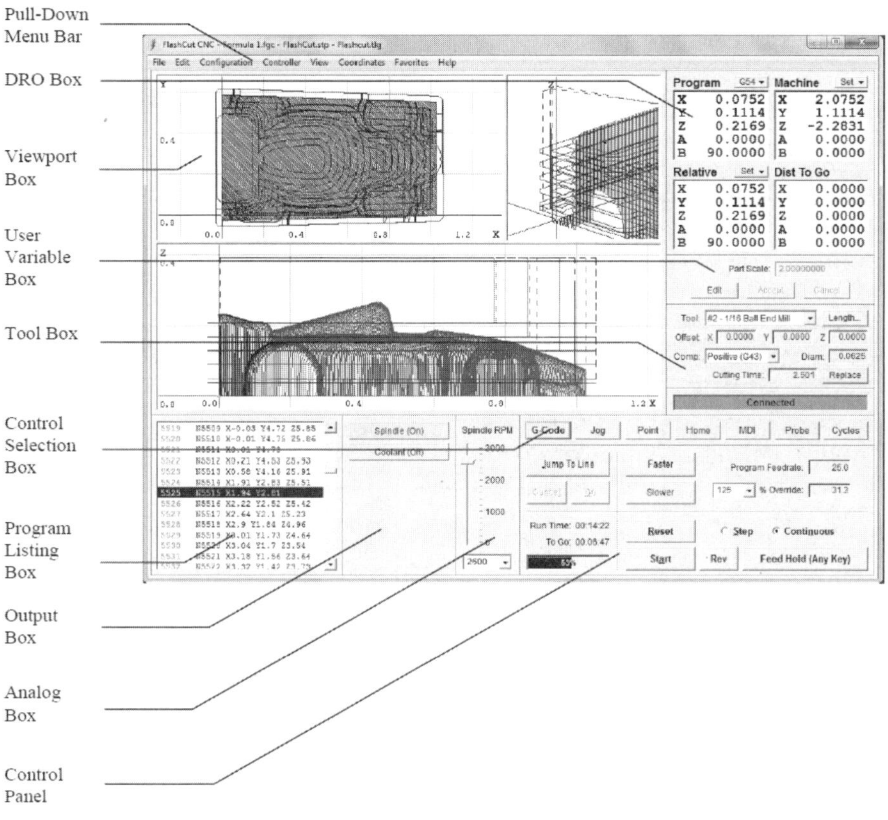

[그림 184] 초기실행화면의 모습

Pull-Down Menu Bar

본 영역은 시스템 명령을 담고 있으며, 일반적인 마이크로소프트 오피스나 흔글 등의 명령어 체계와 유사하다. 상세한 사용설명서는 프로그램에 삽입된 사용자 설명서를 참조하고, 여기에서는 특이할 만한 몇 가지를 소개하기로 한다.

〈표 22〉 Flashcut File 명령어

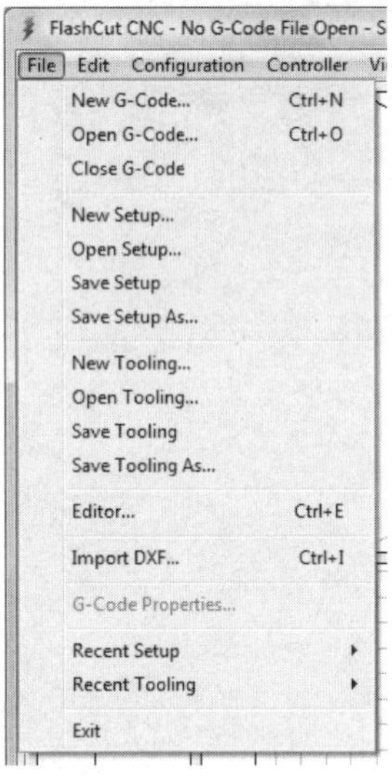

[그림 185] File 명령어

명령	실행
Open G-Code	기존 작성되어 있는 G-code를 불러 온다
Editor	G-code를 수정
New Tooling	공구에 대한 기본정보를 생성
Import DXF	2차원 DXF(Drawing Exchange File)을 불러옴
G-Code Properties	Tool path 등을 표시하기위한 속성정의

Flashcut은 기본적으로 아래사항들을 프로그램 종료시 저장을 하도록 되어 있다.

- Machine tool position
- Program Zero location(including the current fixture offset)
- Relative Zero location
- Machine coordinates state(set or cleared)
- Tool loaded
- Tool offset in effect
- Last direction moved(per axis)

〈표 23〉 Flashcut Edit 명령어

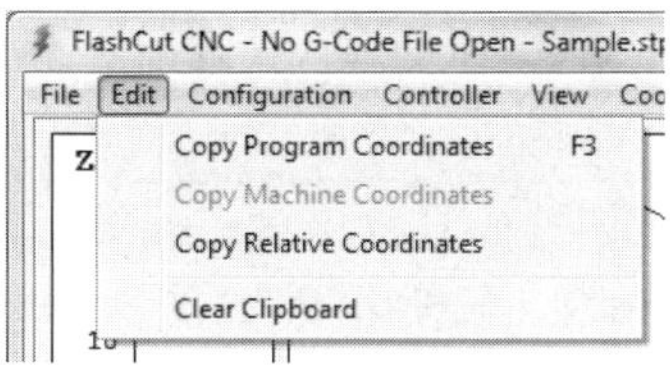

[그림 186] Edit 명령

명령	실행
Copy Program Coordinates	프로그램좌표계를 윈도우로 불러들임
Copy Machine Coordinates	기계좌표계를 윈도우로 불러들임
Copy Relative Coordinates	상대좌표계를 윈도우로 불러들임

좌표계는 프로그램좌표계, 기계좌표계, 상대좌표계 등으로 구분 할 수 있으며, 각 좌표계의 설정 등에 대해서는 제2장 및 3장 등을 참고하면 된다.

〈표 24〉 Flashcut Configuration 명령어

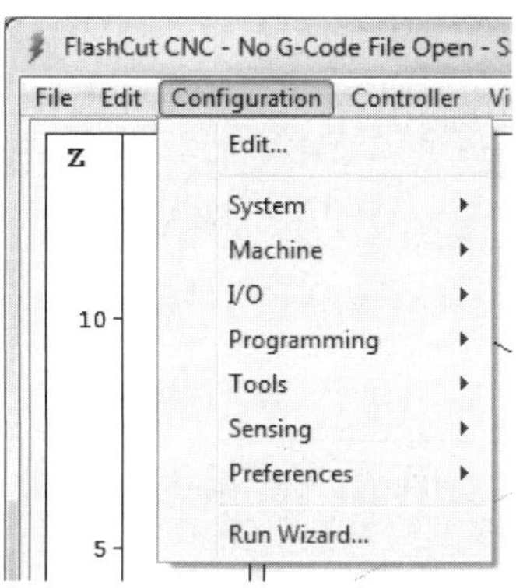

[그림 187] Configuration 명령

명령	실행
Edit Protected	시스템 암호를 사용시 나타나며, "security settings"에서 바꿀 수 있음
System, Machine, I/O, Programming	각각의 개별 패널로 이동하여서 관련 명령어를 세부적으로 제어가능 함.
Run Wizard	시스템 초기화를 위한 명령

〈표 25〉 Flashcut connect 명령어

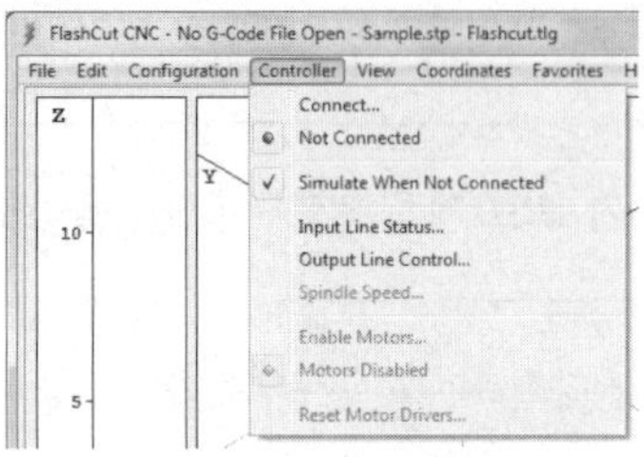

[그림 188] Configuration 명령

명령	실행
Connect	Signal generator 와 통신을 통해서 시스템을 기동시킴
Simulate When Not Connected	본 항목이 체크 되어 있으면, Signal Generator이 연결되어 있지 않을시에도, FlashCut이 기계의 모션을 정확한 스피드로 보여줌.
Input Line Status	현재 Input line의 상태를 표시함.
Spindle Speed	선반 또는 밀링 주축의 속도를 표시함

CNC 공작기계에서 중요한 것 중의 하나가 좌표계원점 설정인데, 좌표계 설정 및 원점을 지정하는 항목이 Coordinate 항목에서 구성할 수 있다.

〈표 26〉 Flashcut Coordinates 명령어

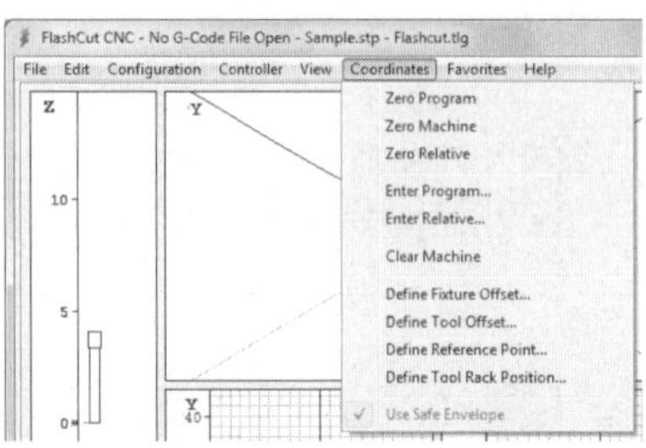

[그림 189] Coordinate 명령

명령	실행
Zero Program	프로그램의 좌표계를 원점화
Zero Machine	기계좌표의 좌표계를 원점화
Zero Relative	상대좌표계를 원점화
Define Fixture Offset	치구의 오프셋을 설정
Define Tool Offset	공구의 오프셋을 설정

DRO Box

DRO box는 현재 공구의 위치를 나타내어 주고 있다. [그림 190]에서 나타난 바와 같이, Program, Machine, Relative 및 Dist. to Go 의 항목들이 표시되어 있다. 각각 프로그램, 기계, 상대좌표의 위치와 함께 지시된 지점까지의 거리를 나타내어 주고 있다. 각각의 위치를 강제로 지령해 줄 수 있는데, 이때 Set 버튼을 누르면 [그림 190]의 우측 그림과 같이 설정할 수 있다.

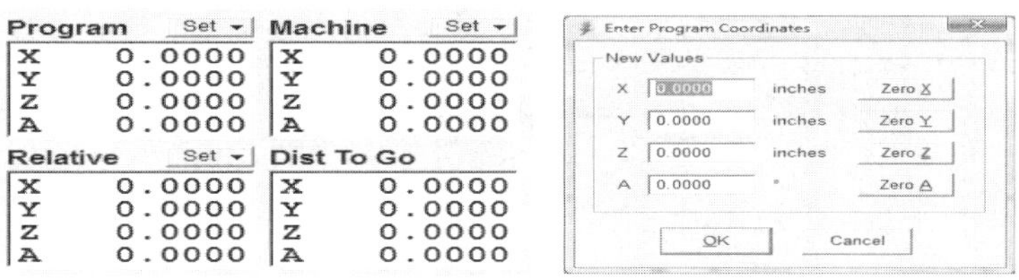

[그림 190] DRO Box

Viewport Box

Viewport Box를 보면 X,Y,Z 각각의 평면에서 공구의 궤적을 추정해 볼 수 있는 항목이 있다.

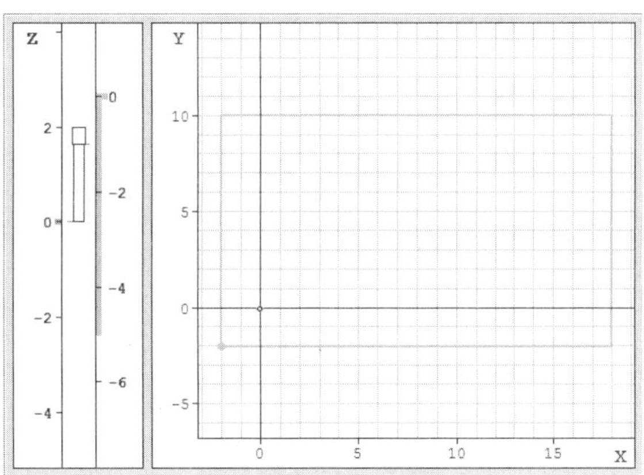

[그림 191] Viewport Box

[그림 192]에서 실제 예제프로그램을 통한 공구궤적을 나타낸 Viewport가 예시되어 있다.

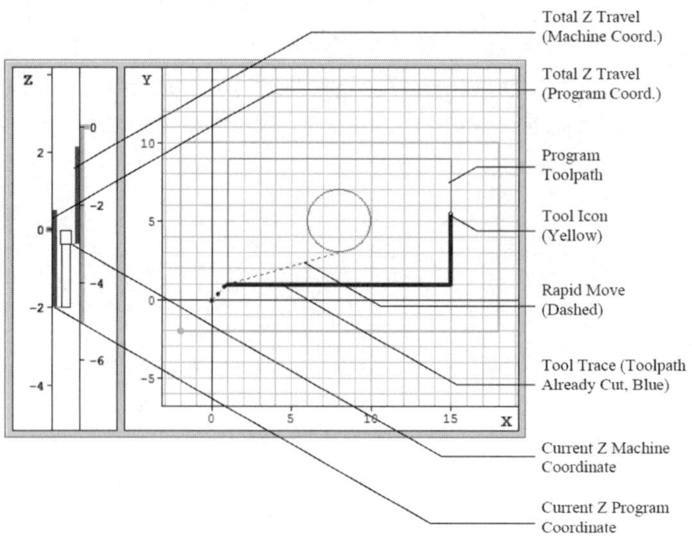

[그림 192] Viewport를 통한 가공경로의 예

그림에서 예시된 바와 같이 Viewport를 통해서 XY 모션 뿐만 아니라 Z 모션까지 확인을 할 수 있다. 기타 세부항목에 따른 상세내용은 사용자 매뉴얼을 참조 하면 된다.

5-3 편의 기능들

G-code를 완성한 후 가공 툴의 설정 및 가공조건을 선정하기 위해서 특수한 기능들이 준비되어 있다. 이중 대표적인 기능으로 밀링가공에서 직사각형 포켓가공, 정면형상가공 및 조각가공에 대해서 소개하고, 홀 패턴 가공의 일환으로 싱글 홀, 선가공, 그리드 가공, 원가공, 호가공, 직사각형가공 및 기타 특수가공에 대해서 설명한다.

밀링 가공

밀링가공이라 하면 일반적으로 정면커터나 엔드밀을 사용하여서 평면절삭을 하는 것을 말한다. 대표적 밀링가공으로 사각형 포켓가공, 정면형상가공 및 조각가공 등이 있으며 [그림 193]에서처럼 가공조건을 설정한다.

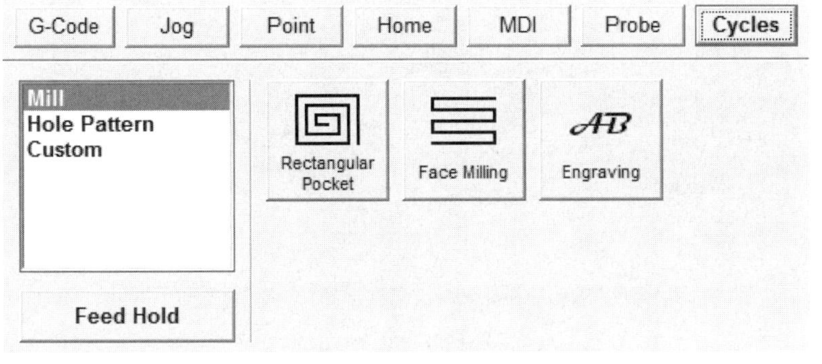

[그림 193] 밀링가공 가공조건 설정의 예

▶ 직사각형 포켓가공 - 지정된 지점의 코너(일반적으로 XY 뷰에서는 좌측하단)를 시작점으로 구성하는 것이 일반적이다. 가공 툴 및 주축의 속도는 선택사항이다. [그림 194]에서 보여진 반와 같이 현재위치를 설정하고, 크기를 설정함과 동시에 가공깊이 설정 및 겹침량 등을 하여서 설정한다.

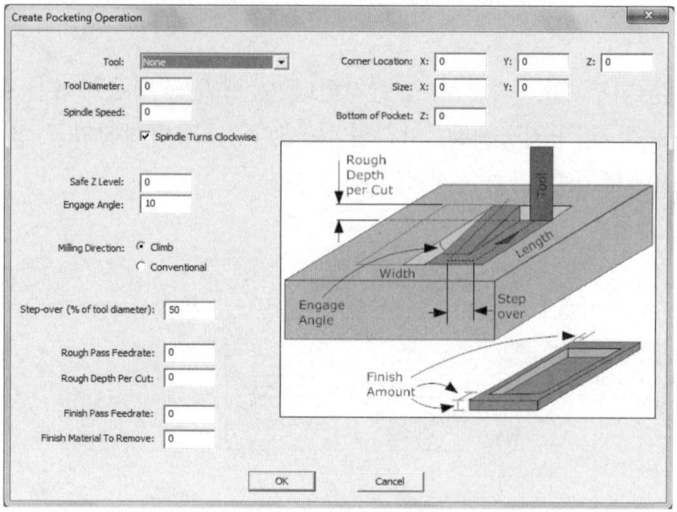

[그림 194] 직사각형 포켓 가공GUI

▶ 정면절삭 - [그림 195]에서 보여진 바와 같이 정면절삭의 방법도 포켓가공과 유사하며, 단 밀링방향에 대한 설정이 빠져 있다.

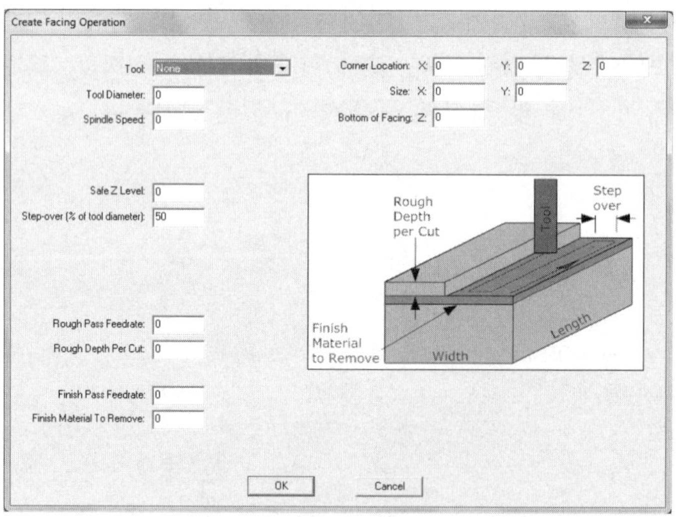

[그림 195] 정면절삭가공GUI

▶ 조각가공 - 조각가공은 주로 공구크기를 무시할 만 한 첨단(sharp edge)의 공구를 사용하여서 컴퓨터에 설치된 폰트 모양대로 G-code를 실행 할 수 있다. 이때 첨단의 공구를 가정하므로 별도의 공구보정은 이루어지지 않고 폰트의 외곽을 따라서 가공을 수행하게 된다.

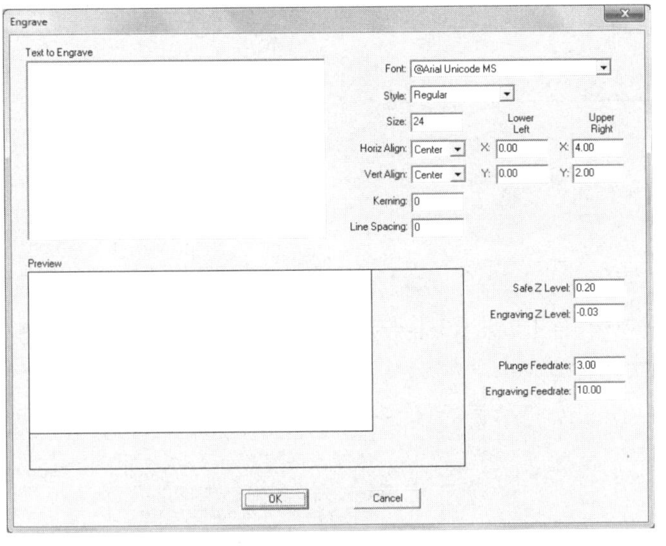

[그림 196] 조각가공의 GUI

홀 가공

경우에 따라서는 여러 개의 홀을 가공해야 할 필요가 있으며, G-code에 따라서 다양한 형태의 가공 홀을 만들 수가 있다. 가공 홀은 가공하는 홀의 모양에 따라서 싱글, 선, 그리드, 원, 원호 등을 가공할 수가 있다.

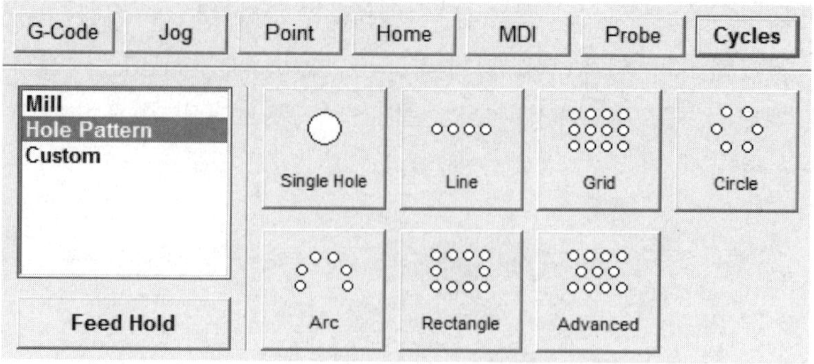

[그림 197] 홀 가공 패턴의 예

▶ 싱글 홀가공 - 싱글 홀은 하나의 홀가공을 일컫으며, 가공툴 및 주축회전속도는 선택사항이다. [그림 198]에서 예시된 것처럼 드릴링의 형식과 드릴할 위치만 설정하면 된다.

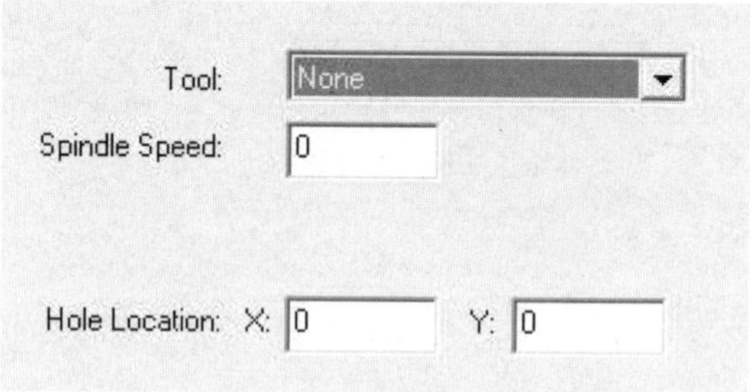

[그림 198] 싱글 홀 가공 설정화면

▶ 선 가공 - 균일하게 간격이 등분된 홀을 가공할 수 있으며, 이때 처음의 시작점 위치와 홀의 수 그리고 간격 및 각도만 [그림 199]에서처럼 정의해 주면 된다.

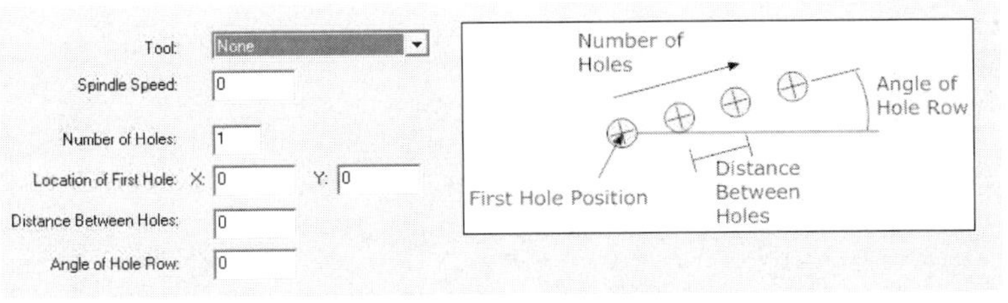

[그림 199] 선 가공 GUI

▶ 그리드 가공 - 그리드 가공이라함은 선가공의 확장형태로 이해하면 쉬운데, [그림 200] 처럼 다수의 선가공을 시행하는 방법이다. 현재로서는 2차원에 대한 가공만 가능하기 때문에, X 방향의 설정을 Y축 방향으로 확장하면 된다. 그리드의 특성은 단순한 설정이 될 수 있지만, 그리스 사이의 개별적 간격을 조절할 수 없음에 유의해야 한다.

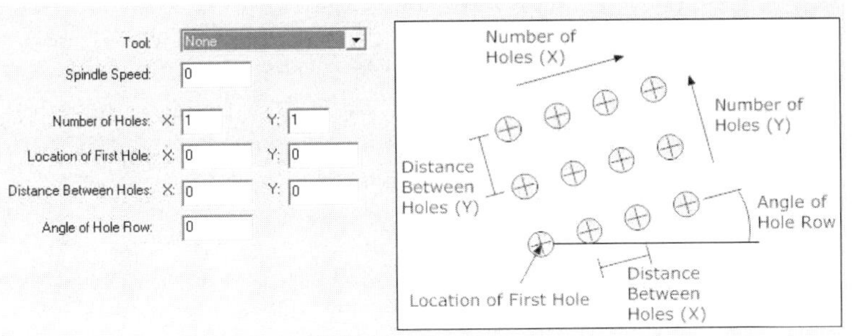

[그림 200] 그리드 가공 GUI

▶ 원 가공 - 원가공은 드릴의 간격을 원의 형태로 균일하게 배치하여서 가공하는 방법이다. 마찬가지로 가공툴의 선택과 주축의 속도는 선택사항이며, 홀의 센터와 반경, 그리고 홀의 개수를 지정해 주면 된다. 또한, 초기 홀의 위치를 각도로 지정할 수도 있다.

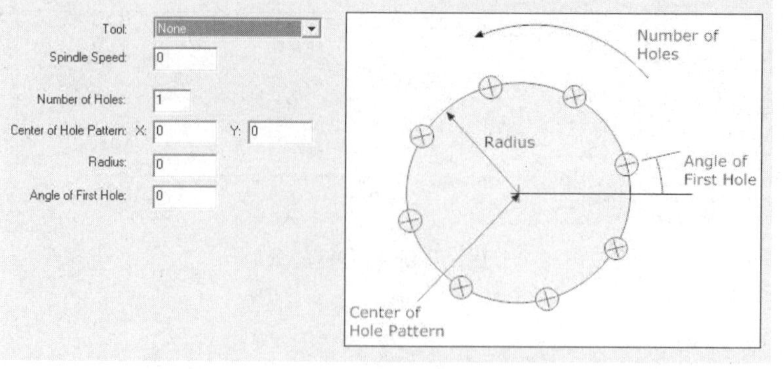

[그림 201] 원 가공 GUI

▶ 원호 가공 - 원가공과 마찬가지로 드릴의 간격을 원호의 형태로 균일하게 배치하여서 가공하는 방법이다. 가공 툴의 선택과 주축의 속도는 선택사항이며, 홀의 센터와 반경, 그리고 홀의 개수를 지정해 주면 된다. 원가공과 마찬가지로 초기 홀의 위치를 각도로 지정할 수도 있다.

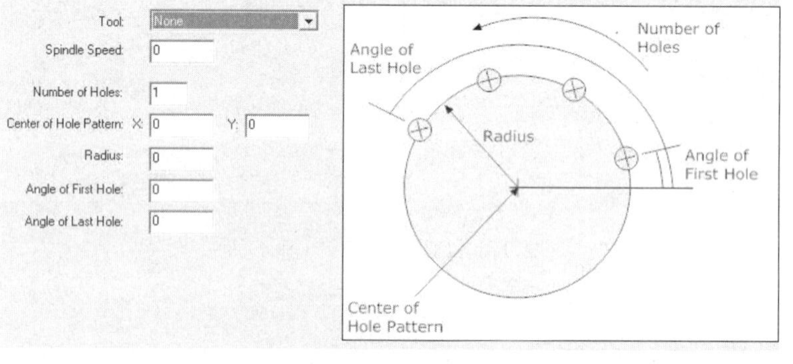

[그림 202] 원호 가공의 GUI

본 장에서 설명되지 않은 상세한 가공은 프로그램 제작업체에서 제공하는 User's guide를 참조하면 된다.

참 · 고 · 문 · 헌

1. FANUC Series 0i(User's Manual) 선반계, FANUC
2. FANUC Series 0i(User's Manual) 머시닝센터계, FANUC
3. 머시닝센터 프로그램과 가공, 배종외, 성안당
4. CNC선반 프로그램과 가공, 배종외, 성안당
5. CNC공작법, 이영식, 한국산업인력공단
6. 머시닝센터기초실기, 황순원, 한국산업인력공단
7. 머시닝센터응용실기, 황순원, 한국산업인력공단
8. CNC선반기초실기, 이영식, 한국산업인력공단
9. CNC선반응용실기, 이영식, 한국산업인력공단
10. 신편 CAM/CNC 가공, 박원규, 현동훈, 이준, 청문각
11. CNC프로그래밍, 안기순, 원화
12. 기계공작법, 이수용, 한국산업인력공단
13. www.flashcut.com User's manual

의료기기 가공을 위한 CAM 기술

초판1쇄 인쇄 2011년 12월 16일
초판1쇄 발행 2011년 12월 22일

지은이 최해운 · 이영민
펴낸이 신일희
펴낸곳 계명대학교 출판부
(704-701) 대구광역시 달서구 달구벌대로 1095
TEL (053) 580-6233
FAX (053) 580-6235
홈페이지 www.kmupress.com
출판등록 제347-1998-1호(1970.9.1)

"본 교재는 교육 과학기술부의 재원으로 한국연구재단의 지원을 받아 수행된 광역경제권 선도산업 인재양성사업의 연구결과입니다."

ISBN 978-89-7585-576-4 93550
*잘못된 책은 교환하여 드립니다. 값 10,000원